中医古籍白话普及系列

药性歌括四百味

白话讲记 ❸

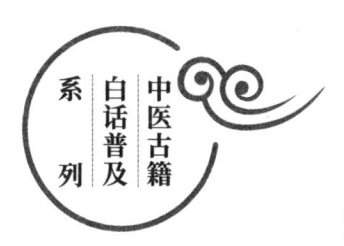

曾培杰——编著

汪雪美 甘金宝——整理

中国科学技术出版社
·北京·

图书在版编目（CIP）数据

《药性歌括四百味》白话讲记 . ③ / 曾培杰编著；汪雪美，甘金宝整理 . —北京：中国科学技术出版社，2022.4（2024.4 重印）
ISBN 978-7-5046-9277-1

Ⅰ . ①药… Ⅱ . ①曾… ②汪… ③甘… Ⅲ . ①中药性味②《药性歌括四百味》－研究 Ⅳ . ① R285.1

中国版本图书馆 CIP 数据核字（2021）第 220314 号

策划编辑	韩　翔　于　雷
责任编辑	史慧勤
装帧设计	华图文轩
责任印制	李晓霖

出　　版	中国科学技术出版社
发　　行	中国科学技术出版社有限公司发行部
地　　址	北京市海淀区中关村南大街 16 号
邮　　编	100081
发行电话	010-62173865
传　　真	010-62179148
网　　址	http://www.cspbooks.com.cn

开　　本	889mm×1194mm　1/32
字　　数	121 千字
印　　张	9
版　　次	2022 年 4 月第 1 版
印　　次	2024 年 4 月第 2 次印刷
印　　刷	北京盛通印刷股份有限公司
书　　号	ISBN 978-7-5046-9277-1 / R・2810
定　　价	26.00 元

（凡购买本社图书，如有缺页、倒页、脱页者，本社发行部负责调换）

内容提要

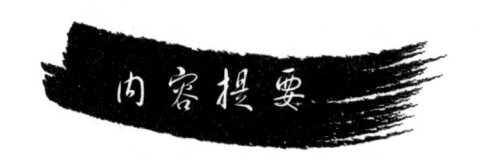

《药性歌括四百味》为明代医家龚廷贤所撰，在医药界流传颇广，影响很大，是一部深受读者欢迎的中医阐释性读物。该书以四言韵语文体，介绍了四百余味常用中药的功效和应用。内容简要，押韵和谐，便于记诵，不失为初学者的良师益友。但因成书年代久远，有些文字比较深奥，错讹之处亦属难免。鉴于此，编者以原著为依托，在无损原著的前提下，结合编者日常所遇病例，采用讲故事的形式，生动形象地讲述了各种药物的性味归经、主治及配伍方法等，轻松达到传播与教授中医文化及中草药知识的目的。本套丛书将四百余味中药划为110课，方便读者分段学习，有节奏，不枯燥。书中所举病例亦是通俗易懂，实用性强，适合于中医药工作者、中医药院校广大师生及中医药爱好者阅读参考。

前言

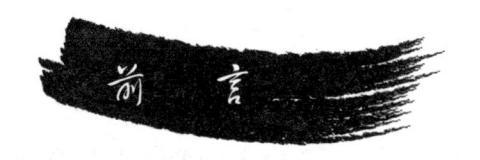

拉筋可疏肝气，扩胸可开胸肺。

深蹲可健脾胃，转摇可壮腰肾。

伸展可升阳气，踩脚可降浊阴。

身体上的问题，我们可以通过导引来畅达之。

心灵上的问题，我们又该如何化解呢？

当烦恼来敲门时，不论是对抗较劲，还是害怕逃避，它依然还在。

烦恼就像是送信的邮递员，你没接收，他就会不断地敲门提醒。

你接收了这封信，邮递员才会自动离开。

烦恼来时，安之若素，烦恼去时，一尘不染。

心灵上的烦恼来时，我们只需要平静地注视，就像一面镜子，照出大千世界，喜怒哀乐，悲欢离合，而镜子始终如一。

目录

《药性歌括四百味》原文 / 001

第 21 课　川乌、木香、沉香、丁香 / 037

　　川乌大热，搜风入骨，湿痹寒疼，破积之物。
　　木香微温，散滞和胃，诸风能调，行肝泻肺。
　　沉香降气，暖胃追邪，通天彻地，气逆为佳。
　　丁香辛热，能除寒呕，心腹疼痛，温胃可晓。

第 22 课　砂仁、荜澄茄、肉桂、桂枝 / 049

　　砂仁性温，养胃进食，止痛安胎，行气破滞。
　　荜澄茄辛，除胀化食，消痰止哕，能逐寒气。
　　肉桂辛热，善通血脉，腹痛虚寒，温补可得。
　　桂枝小梗，横行手臂，止汗舒筋，治手足痹。

第23课 吴茱萸、延胡索、薏苡仁、肉豆蔻 / 063

吴萸辛热,能调疝气,脐腹寒疼,酸水能治。

延胡气温,心腹卒痛,通经活血,跌仆血崩。

薏苡味甘,专除湿痹,筋节拘挛,肺痈肺痿。

肉蔻辛温,脾胃虚冷,泻痢不休,功可立等。

第24课 草豆蔻、诃子、草果、常山 / 075

草蔻辛温,治寒犯胃,作痛呕吐,不食能食。

诃子味苦,涩肠止痢,痰嗽喘急,降火敛肺。

草果味辛,消食除胀,截疟逐痰,解瘟辟瘴。

常山苦寒,截疟除痰,解伤寒热,水胀能宽。

第25课 高良姜、山楂、神曲、麦芽 / 087

良姜性热,下气温中,转筋霍乱,酒食能攻。

山楂味甘,磨消肉食,疗疝催疮,消膨健胃。

神曲味甘,开胃进食,破结逐痰,调中下气。

麦芽甘温,能消宿食,心腹膨胀,行血散滞。

第26课　紫苏子、白芥子、甘遂、大戟　/　101

苏子味辛，祛痰降气，止咳定喘，更润心肺。

白芥子辛，专化胁痰，疟蒸痞块，服之能安。

甘遂苦寒，破癥消痰，面浮蛊胀，利水能安。

大戟甘寒，消水利便，腹胀癥坚，其功瞑眩。

第27课　芫花、商陆、海藻、牵牛　/　115

芫花寒苦，能消胀蛊，利水泻湿，止咳痰吐。

商陆苦寒，赤白各异，赤者消风，白利水气。

海藻咸寒，消瘿散疬，除胀破癥，利水通闭。

牵牛苦寒，利水消肿，蛊胀痃癖，散滞除壅。

第28课　葶苈子、瞿麦、三棱、五灵脂　/　127

葶苈辛苦，利水消肿，痰咳癥瘕，治喘肺痈。

瞿麦苦寒，专治淋病，且能堕胎，通经立应。

三棱味苦，利血消癖，气滞作痛，虚者当忌。

五灵味甘，血滞腹痛，止血用炒，行血用生。

第29课　干漆、蒲黄、苏木、桃仁　/ 139

干漆辛温，通经破瘕，追积杀虫，效如奔马。

蒲黄味甘，逐瘀止崩，止血须炒，破血用生。

苏木甘咸，能行积血，产后血经，兼医仆跌。

桃仁甘平，能润大肠，通经破瘀，血瘕堪尝。

第30课　莪术、姜黄、郁金、金银花　/ 153

莪术温苦，善破痃癖，止痛消瘀，通经最宜。

姜黄味辛，消痈破血，心腹结痛，下气最捷。

郁金味苦，破血行气，血淋溺血，郁结能舒。

金银花甘，疗痈无对，未成则散，已成则溃。

第31课　漏芦、白蒺藜、白及、蛇床子　/ 171

漏芦性寒，祛恶疮毒，补血排脓，生肌长肉。

蒺藜味苦，疗疮瘙痒，白癜头疮，翳除目朗。

白及味苦，功专收敛，肿毒疮疡，外科最善。

蛇床辛苦，下气温中，恶疮疥癞，逐瘀祛风。

第32课 天麻、白附子、全蝎、蝉蜕 / 185

天麻味甘，能祛头眩，小儿惊痫，拘挛瘫痪。

白附辛温，治面百病，血痹风疮，中风痰症。

全蝎味辛，祛风痰毒，口眼㖞斜，风痫发搐。

蝉蜕甘寒，消风定惊，杀疳除热，退翳侵睛。

第33课 僵蚕、蜈蚣、木鳖子、蜂房 / 201

僵蚕味咸，诸风惊痫，湿痰喉痹，疮毒瘢痕。

蜈蚣味辛，蛇虺恶毒，镇惊止痉，堕胎逐瘀。

木鳖甘寒，能追疮毒，乳痈腰疼，消肿最速。

蜂房咸苦，惊痫瘛疭，牙疼肿毒，瘰疬乳痈。

第34课 白花蛇、蛇蜕、槐花、牛蒡子（鼠粘子） / 213

花蛇温毒，瘫痪㖞斜，大风疥癞，诸毒称佳。

蛇蜕咸平，能除翳膜，肠痔蛊毒，惊痫搐搦。

槐花味苦，痔漏肠风，大肠热痢，更杀蛔虫。

鼠粘子辛，能除疮毒，瘾疹风热，咽疼可逐。

第35课 茵陈、红花、蔓荆子、马兜铃 / 223

  茵陈味苦，退疸除黄，泻湿利水，清热为凉。

  红花辛温，最消瘀热，多则通经，少则养血。

  蔓荆子苦，头疼能医，拘挛湿痹，泪眼堪除。

  兜铃苦寒，能熏痔漏，定喘消痰，肺热久嗽。

方药集锦 / 237

精彩回顾 / 264

后记 / 275

《药性歌括四百味》原文

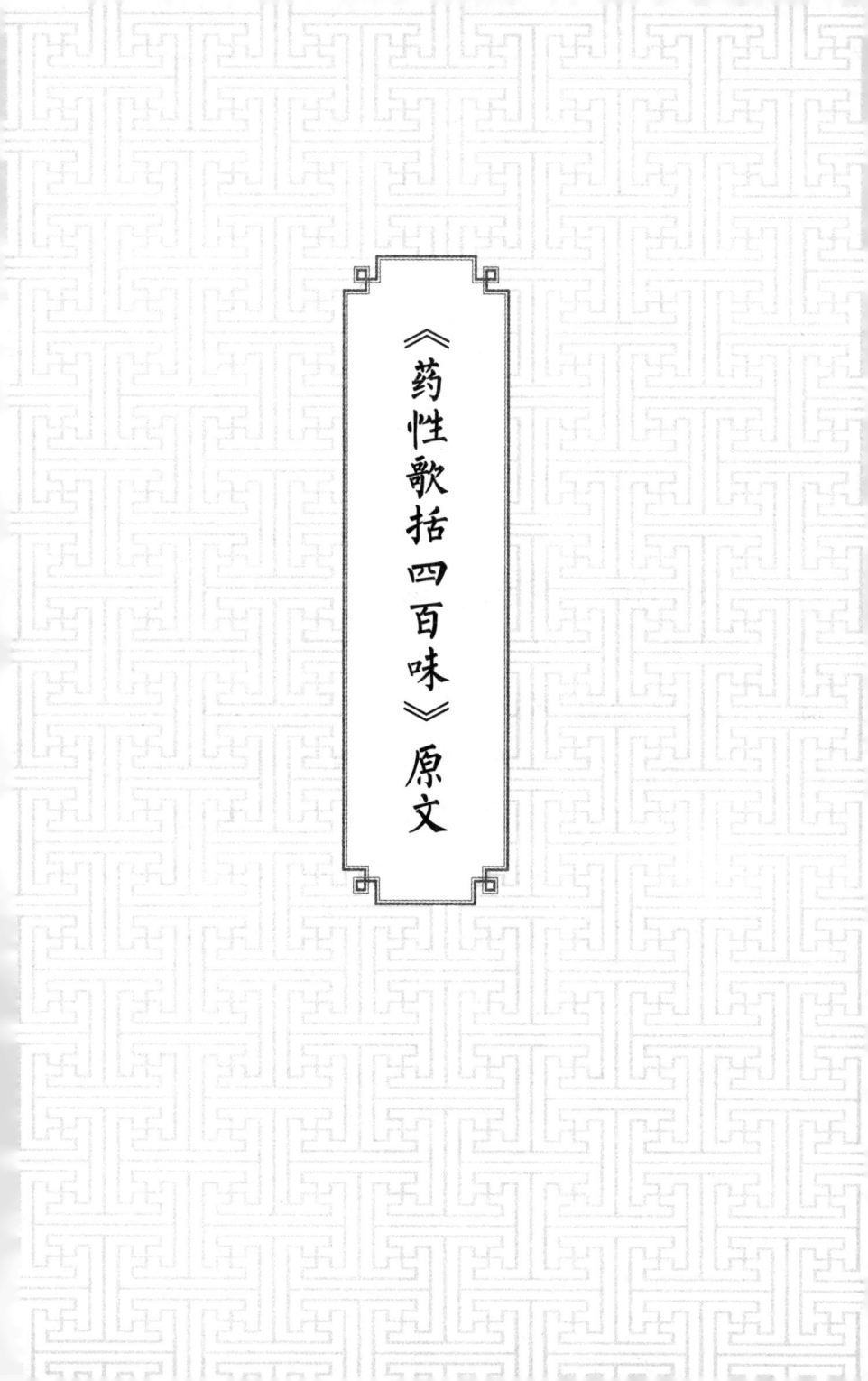

诸药之性，各有奇功，温凉寒热，补泻宜通。

君臣佐使，运用于衷，相反畏恶，立见吉凶。

人参[1]味甘，大补元气，止渴生津，调荣养卫。

黄芪[2]性温，收汗固表，托疮生肌，气虚莫少。

白术[3]甘温，健脾强胃，止泻除湿，兼祛痰痞。

茯苓[4]味淡，渗湿利窍，白化痰涎，赤通水道。

甘草[5]甘温，调和诸药，炙则温中，生则泻火。

当归[6]甘温，生血补心，扶虚益损，逐瘀生新。

---

[1] 去芦用，反藜芦。

[2] 绵软如箭干者，疮疡生用，补虚蜜水炒用。

[3] 去芦油，淘米泔水洗，薄切晒干，或陈土、壁土炒。

[4] 去黑皮，中有赤筋，要去净，不损人目。

[5] 一名国老，能解百毒，反甘遂、海藻、大戟、芫花。

[6] 酒浸，洗净切片，体肥痰盛，姜汁浸晒。身养血，尾破血，全活血。

白芍①酸寒，能收能补，泻痢腹痛，虚寒勿与。

赤芍②酸寒，能泻能散，破血通经，产后勿犯。

生地③微寒，能消湿热，骨蒸烦劳，养阴凉血。

熟地④微温，滋肾补血，益髓填精，乌须黑发。

麦门⑤甘寒，解渴祛烦，补心清肺，虚热自安。

天门⑥甘寒，肺痿肺痈，消痰止嗽，喘热有功。

黄连⑦味苦，泻心除痞，清热明眸，厚肠止痢。

黄芩⑧苦寒，枯泻肺火，子清大肠，湿热皆可。

黄柏⑨苦寒，降火滋阴，骨蒸湿热，下血堪任。

栀子⑩性寒，解郁除烦，吐衄胃痛，火降小便。

---

① 有生用者，有酒炒用者。
② 宜用生。
③ 一名芐，怀庆出者，用酒洗，竹刀切片，晒干。
④ 用怀庆生地黄，酒拌蒸至黑色，竹刀切片，勿犯铁器，忌萝卜葱蒜，用姜汁炒，除膈闷。
⑤ 水浸，去心用，不令人烦。
⑥ 水浸，去心皮。
⑦ 去须，下火童便，痰火姜汁，伏火盐汤，气滞火吴萸，肝胆火猪胆，实火朴硝，虚火酒炒。
⑧ 去皮枯朽，或生或酒炒。
⑨ 去粗皮，或生，或酒，或蜜，或童便，或乳汁炒，一名黄檗。
⑩ 生用清三焦实火，炒黑清三焦郁热，又能清曲屈之火。

连翘①苦寒，能消痈毒，气聚血凝，湿热堪逐。
石膏②大寒，能泻胃火，发渴头疼，解肌立妥。
滑石③沉寒，滑能利窍，解渴除烦，湿热可疗。
贝母④微寒，止嗽化痰，肺痈肺痿，开郁除烦。
大黄苦寒，实热积聚，蠲痰逐水，疏通便闭。
柴胡⑤味苦，能泻肝火，寒热往来，疟疾均可。
前胡⑥微寒，宁嗽化痰，寒热头痛，痞闷能安。
升麻⑦性寒，清胃解毒，升提下陷，牙痛可逐。
桔梗⑧味苦，疗咽痛肿，载药上升，开胸利壅。
紫苏叶⑨辛，风寒发表，梗下诸气，消除胀满。
麻黄⑩味辛，解表出汗，身热头痛，风寒发散。

---

① 去梗心。
② 或生或煅，一名解石。
③ 细腻洁白者佳，粗头青黑者勿用，研末以水飞过。
④ 去心，黄白色轻松者佳。
⑤ 去芦，要北者佳。
⑥ 去芦，要软者佳。
⑦ 去须，青绿者佳。
⑧ 去芦，青白者佳。
⑨ 背面并紫者佳。
⑩ 去根节，宜陈久，止汗用根。

葛根①味甘，祛风发散，温疟往来，止渴解酒。

薄荷②味辛，最清头目，祛风散热，骨蒸宜服。

防风③甘温，能除头晕，骨节痹疼，诸风口噤。

荆芥④味辛，能清头目，表汗祛风，治疮消瘀。

细辛⑤辛温，少阴头痛，利窍通关，风湿皆用。

羌活⑥微温，祛风除湿，身痛头疼，舒筋活络。

独活⑦辛苦，颈项难舒，两足湿痹，诸风能除。

知母⑧味苦，热渴能除，骨蒸有汗，痰咳皆舒。

白芷⑨辛温，阳明头痛，风热瘙痒，排脓通用。

藁本⑩气温，除头巅顶，寒湿可祛，风邪可屏。

香附⑪味甘，快气开郁，止痛调经，更消宿食。

---

① 白粉者佳。
② 一名鸡苏，龙脑者佳，辛香通窍而散风热。
③ 去芦。
④ 一名假苏，用穗又能止冷汗虚汗。
⑤ 华阴者佳，反藜芦，能发少阴之汗。
⑥ 一名羌青，目赤亦要。
⑦ 一名独摇草，又名胡王使者。
⑧ 去皮毛，生用泻胃火，酒炒泻肾火。
⑨ 一名芳香，可作面脂。
⑩ 去芦。
⑪ 即莎草根，忌铁器。

乌药① 辛温，心腹胀痛，小便滑数，顺气通用。

枳实② 味苦，消食除痞，破积化痰，冲墙倒壁。

枳壳③ 微寒，快气宽肠，胸中气结，胀满堪尝。

白蔻④ 辛温，能祛瘴翳，温中行气，止呕和胃。

青皮⑤ 苦温，能攻气滞，削坚平肝，安胃下食。

陈皮⑥ 辛温，顺气宽膈，留白和胃，消痰去白。

苍术⑦ 甘温，健脾燥湿，发汗宽中，更祛瘴翳。

厚朴⑧ 苦温，消胀泄满，痰气泻痢，其功不缓。

南星⑨ 性热，能治风痰，破伤强直，风搐自安。

半夏⑩ 味辛，健脾燥湿，痰厥头疼，嗽呕堪入。

藿香⑪ 辛温，能止呕吐，发散风寒，霍乱为主。

---

① 一名旁其，一名天台乌。
② 如鹅眼，色黑，陈者佳，水浸去瓤，切片麸炒。
③ 水浸去瓤，切片麸炒。
④ 去壳取仁。
⑤ 水浸去瓤，切片。
⑥ 温水略洗，刮去瓤，又名橘红。
⑦ 米泔水浸透，搓去黑皮，切片炒干。
⑧ 要厚如紫豆者佳，去粗皮，姜汁炒。
⑨ 姜汤泡透，切片用，或为末，包入牛胆内，名曰牛胆南星。
⑩ 一名守田，反乌头，滚水泡透，切片，姜汁炒。
⑪ 或用叶，或用梗，或梗叶兼用。

槟榔①辛温，破气杀虫，祛痰逐水，专除后重。

腹皮②微温，能下膈气，安胃健脾，浮肿消去。

香薷③味辛，伤暑便涩，霍乱水肿，除烦解热。

扁豆④微温，转筋吐泻，下气和中，酒毒能化。

猪苓⑤味淡，利水通淋，消肿除湿，多服损肾。

泽泻⑥甘寒，消肿止渴，除湿通淋，阴汗自遏。

木通⑦性寒，小肠热闭，利窍通经，最能导滞。

车前子⑧寒，溺涩眼赤，小便能通，大便能实。

地骨皮⑨寒，解肌退热，有汗骨蒸，强阴凉血。

木瓜⑩味酸，湿肿脚气，霍乱转筋，足膝无力。

威灵⑪苦温，腰膝冷痛，消痰痃癖，风湿皆用。

---

① 如鸡心者佳。
② 多有鸩粪毒，用黑豆汤洗净。
③ 陈久者佳。
④ 微炒。
⑤ 削去黑皮，切片。
⑥ 去毛。
⑦ 去皮切片。
⑧ 去壳。
⑨ 去骨。
⑩ 酒洗。
⑪ 去芦酒洗。

牡丹①苦寒，破血通经，血分有热，无汗骨蒸。

玄参②苦寒，清无根火，消肿骨蒸，补肾亦可。

沙参③味苦，消肿排脓，补肝益肺，退热除风。

丹参④味苦，破积调经，生新去恶，祛除带崩。

苦参⑤味苦，痈肿疮疥，下血肠风，眉脱赤癞。

龙胆苦寒，疗眼赤疼，下焦湿肿，肝经热烦。

五加皮⑥温，祛痛风痹，健步坚筋，益精止沥。

防己气寒，风湿脚痛，热积膀胱，消痈散肿。

地榆⑦沉寒，血热堪用，血痢带崩，金疮止痛。

茯神⑧补心，善镇惊悸，恍惚健忘，兼除怒恚。

远志⑨气温，能祛惊悸，安神镇心，令人多记。

酸枣⑩味酸，敛汗祛烦，多眠用生，不眠用炒。

---

① 去骨。
② 紫黑者佳，反藜芦。
③ 去芦，反藜芦。
④ 反藜芦。
⑤ 反藜芦。
⑥ 此皮浸酒，轻身延寿，宁得一把五加，不用金玉满车。
⑦ 如虚寒水泻，切宜忌之。
⑧ 去皮木。
⑨ 甘草汤浸一宿，去骨晒干。
⑩ 去核取仁。

菖蒲①性温，开心利窍，祛痹除风，出声至妙。
柏子②味甘，补心益气，敛汗润肠，更疗惊悸。
益智③辛温，安神益气，遗溺遗精，呕逆皆治。
甘松味香，善除恶气，治体香肌，心腹痛已。
小茴④性温，能除疝气，腹痛腰疼，调中暖胃。
大茴⑤味辛，疝气脚气，肿痛膀胱，止呕开胃。
干姜⑥味辛，表解风寒，炮苦逐冷，虚热尤堪。
附子⑦辛热，性走不守，四肢厥冷，回阳功有。
川乌⑧大热，搜风入骨，湿痹寒疼，破积之物。
木香⑨微温，散滞和胃，诸风能调，行肝泻肺。
沉香降气，暖胃追邪，通天彻地，气逆为佳。

---

① 去毛，一寸九节者佳，忌铁器。
② 去壳取仁，即柏仁。
③ 去壳取仁，研碎。
④ 盐酒炒。
⑤ 即怀香子。
⑥ 纸包水浸，火煨，切片慢火煨至极黑，亦有生用者。
⑦ 皮黑，顶正圆，一两一枚者佳，面裹火煨，去皮脐，童便浸一宿，慢火煮，晒干密封，切片用，亦有该用生者。
⑧ 顶歪斜，制同附子。
⑨ 形如枯骨，苦口粘牙者佳。

丁香①辛热，能除寒呕，心腹疼痛，温胃可晓。

砂仁②性温，养胃进食，止痛安胎，行气破滞。

荜澄茄③辛，除胀化食，消痰止哕，能逐寒气。

肉桂④辛热，善通血脉，腹痛虚寒，温补可得。

桂枝小梗，横行手臂，止汗舒筋，治手足痹。

吴萸⑤辛热，能调疝气，脐腹寒疼，酸水能治。

延胡⑥气温，心腹卒痛，通经活血，跌仆血崩。

薏苡⑦味甘，专除湿痹，筋节拘挛，肺痈肺痿。

肉蔻⑧辛温，脾胃虚冷，泻痢不休，功可立等。

草蔻⑨辛温，治寒犯胃，作痛呕吐，不食能食。

诃子⑩味苦，涩肠止痢，痰嗽喘急，降火敛肺。

---

① 雄丁香如钉子长，雌丁香如枣核大。
② 去壳取仁。
③ 系嫩胡椒，青时摘取者是。
④ 去粗皮，不见火，妊娠用要炒黑，厚者肉桂，薄者官桂。
⑤ 去梗，汤泡，微炒。
⑥ 即玄胡索。
⑦ 一名穿谷米，去壳取仁。
⑧ 一名肉果，面包，煨熟切片，纸包，捶去油。
⑨ 建宁有淡红花内白色子是真的。
⑩ 又名诃黎勒，六棱黑色者佳，火煨去核。

草果①味辛，消食除胀，截疟逐痰，解瘟辟瘴。
常山②苦寒，截疟除痰，解伤寒热，水胀能宽。
良姜③性热，下气温中，转筋霍乱，酒食能攻。
山楂④味甘，磨消肉食，疗疝催疮，消膨健胃。
神曲⑤味甘，开胃进食，破结逐痰，调中下气。
麦芽⑥甘温，能消宿食，心腹膨胀，行血散滞。
苏子味辛，祛痰降气，止咳定喘，更润心肺。
白芥子⑦辛，专化胁痰，疟蒸痞块，服之能安。
甘遂⑧苦寒，破癥消痰，面浮蛊胀，利水能安。
大戟⑨甘寒，消水利便，腹胀癥坚，其功瞑眩。
芫花⑩寒苦，能消胀蛊，利水泻湿，止咳痰吐。

---

① 去壳取仁。
② 酒浸切片。
③ 结实秋收名红豆蔻，善解酒毒，余治同。
④ 一名糖球子，俗呼山里红，蒸，去核用。
⑤ 炒黄色。
⑥ 炒，孕妇勿用，恐堕胎元。
⑦ 微炒。
⑧ 反甘草。
⑨ 反甘草。
⑩ 反甘草。

商陆①苦寒，赤白各异，赤者消风，白利水气。

海藻②咸寒，消瘿散疬，除胀破癥，利水通闭。

牵牛③苦寒，利水消肿，蛊胀痃癖，散滞除壅。

葶苈④辛苦，利水消肿，痰咳癥瘕，治喘肺痈。

瞿麦辛寒，专治淋病，且能堕胎，通经立应。

三棱⑤味苦，利血消癖，气滞作痛，虚者当忌。

五灵味甘，血滞腹痛，止血用炒，行血用生。

干漆⑥辛温，通经破瘕，追积杀虫，效如奔马。

蒲黄味甘，逐瘀止崩，止血须炒，破血用生。

苏木甘咸，能行积血，产后血经，兼医仆跌。

桃仁⑦甘平，能润大肠，通经破瘀，血瘕堪尝。

莪术⑧温苦，善破痃癖，止痛消瘀，通经最宜。

姜黄味辛，消痈破血，心腹结痛，下气最捷。

---

① 一名章柳。
② 与海带、昆布，散结溃坚功同，反甘草。
③ 黑者属水力速，白者属金力迟，并取头末用。
④ 隔纸略炒。
⑤ 去毛，火煨，切片，醋炒。
⑥ 捣，炒令烟尽，生则损人伤胃。
⑦ 汤浸，尖皮皆去尽，研如泥。
⑧ 去根，火煨，切片，醋炒。

郁金味苦，破血行气，血淋溺血，郁结能舒。

金银花①甘，疗痈无对，未成则散，已成则溃。

漏芦②性寒，祛恶疮毒，补血排脓，生肌长肉。

蒺藜味苦，疗疮瘙痒，白癜头疮，翳除目朗。

白及味苦，功专收敛，肿毒疮疡，外科最善。

蛇床辛苦，下气温中，恶疮疥癞，逐瘀祛风。

天麻味甘，能祛头眩，小儿惊痫，拘挛瘫痪。

白附辛温，治面百病，血痹风疮，中风痰症。

全蝎味辛，祛风痰毒，口眼㖞斜，风痫发搐。

蝉蜕甘寒，消风定惊，杀疳除热，退翳侵睛。

僵蚕③味咸，诸风惊痫，湿痰喉痹，疮毒瘢痕。

蜈蚣④味辛，蛇虺恶毒，镇惊止痉，堕胎逐瘀。

木鳖甘寒，能追疮毒，乳痈腰疼，消肿最速。

蜂房咸苦，惊痫瘛疭，牙疼肿毒，瘰疬乳痈。

---

① 一名忍冬，一名鹭鸶藤，一名金钗股，一名老翁须。
② 一名野兰。
③ 去丝酒炒。
④ 头足赤者佳，炙黄，去头足。

花蛇①温毒，瘫痪㖞斜，大风疥癞，诸毒称佳。

蛇蜕咸平，能除翳膜，肠痔蛊毒，惊痫搐搦。

槐花味苦，痔漏肠风，大肠热痢，更杀蛔虫。

鼠粘子②辛，能除疮毒，瘾疹风热，咽疼可逐。

茵陈味苦，退疸除黄，泻湿利水，清热为凉。

红花辛温，最消瘀热，多则通经，少则养血。

蔓荆子苦，头疼能医，拘挛湿痹，泪眼堪除。

兜铃③苦寒，能熏痔漏，定喘消痰，肺热久嗽。

百合味甘，安心定胆，止嗽消浮，痈疽可啖。

秦艽④微寒，除湿荣筋，肢节风痛，下血骨蒸。

紫菀⑤苦辛，痰喘咳逆，肺痈吐脓，寒热并济。

款花⑥甘温，理肺消痰，肺痈喘咳，补劳除烦。

金沸草⑦温，消痰止嗽，明目祛风，逐水尤妙。

---

① 两鼻孔，四獠牙，头戴二十四朵花，尾上有个佛指甲，是出蕲州者佳。
② 一名牛蒡子，一名大力子，一名恶实。
③ 去膈膜根，名青木香，散气。
④ 新好罗纹者佳。
⑤ 去头。
⑥ 要嫩茸，去本。
⑦ 一名旋覆花，一名金钱花。

桑皮①甘辛，止嗽定喘，泻肺火邪，其功不浅。

杏仁②温苦，风寒喘嗽，大肠气闭，便难切要。

乌梅酸温，收敛肺气，止渴生津，能安泻痢。

天花粉寒，止渴祛烦，排脓消毒，善除热痰。

瓜蒌仁③寒，宁嗽化痰，伤寒结胸，解渴止烦。

密蒙花④甘，主能明目，虚翳青盲，服之效速。

菊花⑤味甘，除热祛风，头晕目赤，收泪殊功。

决明子甘，能祛肝热，目疼收泪，仍止鼻血。

犀角酸寒，化毒辟邪，解热止血，消肿毒蛇。

羚羊角寒，明目清肝，祛惊解毒，神志能安。

龟甲⑥味甘，滋阴补肾，止血续筋，更医颅囟。

木贼味甘，祛风退翳，能止月经，更消积聚。

鳖甲⑦咸平，劳嗽骨蒸，散瘀消肿，祛痞除癥。

---

① 风寒新嗽生用，虚劳久嗽，蜜水炒用，去红皮。
② 单仁者，泡去皮尖，麸炒入药，双仁者有毒，杀人，勿用。
③ 去壳用仁，重纸包，砖压掺之，只一度去油用。
④ 酒洗，蒸过晒干。
⑤ 家园内味甘黄小者佳，去梗。
⑥ 即败龟板。
⑦ 去裙，蘸醋炙黄。

桑上寄生，风湿腰痛，止漏安胎，疮疡亦用。

火麻①味甘，下乳催生，润肠通结，小水能行。

山豆根②苦，疗咽痛肿，敷蛇虫伤，可救急用。

益母草③苦，女科为主，产后胎前，生新祛瘀。

紫草咸寒，能通九窍，利水消膨，痘疹最要。

紫葳④味酸，调经止痛，崩中带下，癥瘕通用。

地肤子⑤寒，祛膀胱热，皮肤瘙痒，除热甚捷。

楝根性寒，能追诸虫，疼痛立止，积聚立通。

樗根⑥味苦，泻痢带崩，肠风痔漏，燥湿涩精。

泽兰甘苦，痈肿能消，打仆伤损，肢体虚浮。

牙皂⑦味辛，通关利窍，敷肿痛消，吐风痰妙。

芜荑味辛，驱邪杀虫，痔瘘癣疥，化食除风。

雷丸⑧味苦，善杀诸虫，癫痫蛊毒，治儿有功。

---

① 微炒，砖擦去壳，取仁。
② 俗名金锁匙。
③ 一名茺蔚子。
④ 即凌霄花。
⑤ 一名铁扫帚子。
⑥ 去粗皮，取二层白皮，切片酒炒。
⑦ 去弦子粗皮，不蛀者佳。
⑧ 赤者杀人，白者佳，甘草煎水泡一宿。

胡麻仁①甘，疗肿恶疮，熟补虚损，筋壮力强。

苍耳子苦，疥癣细疮，驱风湿痹，瘙痒堪尝。

蕤仁味甘，风肿烂弦，热胀胬肉，眼泪立痊。

青葙子苦，肝脏热毒，暴发赤瘴，青盲可服。

谷精草②辛，牙齿风痛，口疮咽痹，眼翳通用。

白薇大寒，疗风治疟，人事不知，昏厥堪却。

白蔹微寒，儿疟惊痫，女阴肿痛，痈疔可啖。

青蒿气寒，童便熬膏，虚热盗汗，除骨蒸劳。

茅根味甘，通关逐瘀，止吐衄血，客热可去。

大小蓟苦，消肿破血，吐衄咯唾，崩漏可啜。

枇杷叶③苦，偏理肺脏，吐秽不已，解酒清上。

射干④味苦，逐瘀通经，喉痹口臭，痈毒堪凭。

鬼箭羽⑤苦，通经堕胎，杀虫破结，驱邪除乖。

夏枯草⑥苦，瘰疬瘿瘤，破癥散结，湿痹能瘳。

---

① 一名巨胜，黑者佳。
② 一名戴星草。
③ 布拭去毛。
④ 一名乌翣根。
⑤ 一名卫矛。
⑥ 冬至后发生，夏至时枯。

卷柏味辛，癥瘕血闭，风眩痿躄，更驱鬼疰。

马鞭味苦，破血通经，癥瘕痞块，服之最灵。

鹤虱味苦，杀虫追毒，心腹卒痛，蛔虫堪逐。

白头翁寒，散癥逐血，瘿疬疟疝，止痛百节。

旱莲草甘，生须黑发，赤痢堪止，血流可截。

慈菇辛苦，疔肿痛疽，恶疮瘾疹，蛇虺并施。

榆皮[1]味甘，通水除淋，能利关节，敷肿痛定。

钩藤[2]微寒，疗儿惊痫，手足瘛疭，抽搐口眼。

豨莶[3]味苦，追风除湿，聪耳明目，乌须黑发。

辛夷[4]味辛，鼻塞流涕，香臭不闻，通窍之剂。

续随子[5]辛，恶疮蛊毒，通经消积，不可过服。

海桐皮苦，霍乱久痢，疳䘌疥癣，牙痛亦治。

石楠藤[6]辛，肾衰脚弱，风淫湿痹，堪为妙药。

---

[1] 取里面白皮，切片晒干。
[2] 苗类钓钩，故曰钩藤。
[3] 蜜同酒浸，九晒为丸服。
[4] 去心毛。
[5] 一名千金子，一名拒冬实，去皮壳，取仁，纸包，压去油。
[6] 一名鬼目。

大青气寒，伤寒热毒，黄汗黄疸，时疫宜服。

侧柏叶苦，吐衄崩痢，能生须眉，除湿之剂。

槐实①味苦，阴疮湿痒，五痔肿痛，止血极莽。

瓦楞子②咸，妇人血块，男子痰癖，癥瘕可瘥。

棕榈子苦，禁泄涩痢，带下崩中，肠风堪治。

冬葵子③寒，滑胎易产，癃利小便，善通乳难。

淫羊藿④辛，阴起阳兴，坚筋益骨，志强力增。

松脂⑤味甘，滋阴补阳，驱风安脏，膏可贴疮。

覆盆子⑥甘，肾损精竭，黑须明眸，补虚续绝。

合欢⑦味甘，利人心志，安脏明目，快乐无虑。

金樱子⑧涩，梦遗精滑，禁止遗尿，寸白虫杀。

楮实味甘，壮筋明目，益气补虚，阳痿当服。

---

① 即槐角黑子也。
② 即蚶子壳，火煅醋淬。
③ 即葵菜子。
④ 即仙灵脾，俗呼三枝九叶草也。
⑤ 一名沥青。
⑥ 去蒂。
⑦ 即交枝树。
⑧ 霜后红熟，去核。

郁李仁①酸，破血润燥，消肿利便，关格通导。

密陀僧咸，止痢医痔，能除白癜，诸疮可治。

伏龙肝②温，治疫安胎，吐血咳逆，心烦妙哉。

石灰味辛，性烈有毒，辟虫立死，堕胎甚速。

穿山甲③毒，痔癖恶疮，吹奶肿痛，通经排脓。

蚯蚓气寒，伤寒温病，大热狂言，投之立应。

蟾蜍气凉，杀疳蚀癖，瘟疫能碎，疮毒可祛。

刺猬皮苦，主医五痔，阴肿疝痛，能开胃气。

蛤蚧味咸，肺痿血咯，传尸劳疰，服之可却。

蝼蛄味咸，治十水肿，上下左右，效不旋踵。

桑螵蛸咸，淋浊精泄，除疝腰疼，虚损莫缺。

田螺④性冷，利大小便，消肿除热，醒酒立见。

水蛭⑤味咸，除积瘀坚，通经堕产，折伤可痊。

贝子味咸，解肌散结，利水消肿，目翳清洁。

---

① 破核取仁，汤泡去皮，研碎。
② 取年深色变褐者佳。
③ 用甲剉碎，土炒成珠。
④ 浊酒煮熟，挑肉食之。
⑤ 即马蟥蜞。

海螵蛸①咸，漏下赤白，癥瘕疝气，阴肿可得。

青礞石②寒，硝煅金色，坠痰消食，疗效莫测。

磁石味咸，专杀铁毒，若误吞针，系线即出。

花蕊石③寒，善止诸血，金疮血流，产后血涌。

代赭石寒，下胎崩带，儿疳泻痢，惊痫呕噫。

黑铅味甘，止呕反胃，瘰疬外敷，安神定志。

狗脊④味甘，酒蒸入剂，腰背膝痛，风寒湿痹。

骨碎补⑤温，折伤骨节，风血积疼，最能破血。

茜草味苦，便衄吐血，经带崩漏，损伤虚热。

王不留行⑥，调经催产，除风痹痛，乳痈当啖。

狼毒味辛，破积瘕癥，恶疮鼠瘘，止心腹疼。

藜芦⑦味辛，最能发吐，肠澼泻痢，杀虫消蛊。

---

① 一名乌贼鱼骨。
② 用焰硝同入锅内，火煅如金色者。
③ 火煅研。
④ 根类金毛狗脊。
⑤ 去毛，即胡孙良姜。
⑥ 即剪金子花，取酒蒸，火焙干。
⑦ 取根去头，用川黄连为使，恶大黄，畏葱白，反芍药、细辛、人参、沙参、玄参、丹参、苦参，切忌同用。

蓖麻子①辛，吸出滞物，涂顶肠收，涂足胎出。

荜茇味辛，温中下气，痃癖阴疝，霍乱泻痢。

百部味甘，骨蒸劳瘵，杀疳蛔虫，久嗽功大。

京墨味辛，吐衄下血，产后崩中，止血甚捷。

女贞子②苦，黑发乌须，强筋壮力，祛风补虚。

瓜蒂③苦寒，善能吐痰，消身肿胀，并治黄疸。

粟壳④性涩，泄痢嗽怯，劫病如神，杀人如剑。

巴豆⑤辛热，除胃寒积，破癥消痰，大能通利。

夜明砂⑥粪，能下死胎，小儿无辜，瘰疬堪裁。

斑蝥⑦有毒，破血通经，诸疮瘰疬，水道能行。

蚕沙性温，湿痹瘾疹，瘫风肠鸣，消渴可饮。

胡黄连⑧苦，治劳骨蒸，小儿疳痢，盗汗虚惊。

---

① 去壳取仁。
② 一名冬青子。
③ 即北方甜瓜蒂也，一名苦丁香，散用则吐，丸用则泻。
④ 不可轻用，蜜水炒。
⑤ 一名江子，一名巴椒，反牵牛，去壳，看症制用。
⑥ 一名伏翼粪，一名蝙蝠屎。
⑦ 去头翅足，米炒熟用。
⑧ 折断一线烟出者佳，忌猪肉。

使君①甘温，消疳消浊，泻痢诸虫，总能除却。

赤石脂②温，保固肠胃，溃疡生肌，涩精泻痢。

青黛③咸寒，能平肝木，惊痫疳痢，兼除热毒。

阿胶④甘平，止咳脓血，吐衄胎崩，虚羸可啜。

白矾⑤味酸，化痰解毒，治症多能，难以尽述。

五倍⑥苦酸，疗齿疳䘌，痔痛疮脓，兼除风热。

玄明粉⑦辛，能蠲宿垢，化积消痰，诸热可疗。

通草味甘，善治膀胱，消痈散肿，能医乳房。

枸杞⑧甘平，添精补髓，明目祛风，阴兴阳起。

黄精⑨味甘，能安脏腑，五劳七伤，此药大补。

何首乌⑩甘，添精种子，黑发悦颜，强身延纪。

---

① 微火煨，去壳取仁。
② 色赤粘舌为良，火煅，醋淬，研碎。
③ 即靛花。
④ 要金井者佳，蛤粉炒成珠。
⑤ 火煅过，名枯矾。
⑥ 一名文蛤，一名百虫仓，百药煎即此造成。
⑦ 用朴硝，以萝卜同制过者是。
⑧ 紫熟味甘膏青润者佳，去梗蒂。
⑨ 与钩吻略同，切勿误用，洗净，九蒸九晒。
⑩ 赤白兼用，泔浸，过一宿捣碎。

五味①酸温，生津止渴，久嗽虚劳，肺肾枯竭。

山茱②性温，涩精益髓，肾虚耳鸣，腰膝痛止。

石斛③味甘，却惊定志，壮骨补虚，善驱冷痹。

破故纸④温，腰膝酸痛，兴阳固精，盐酒炒用。

薯蓣⑤甘温，理脾止泻，益肾补中，诸虚可治。

苁蓉⑥味甘，峻补精血，若骤用之，更动便滑。

菟丝⑦甘平，梦遗滑精，腰痛膝冷，添髓壮筋。

牛膝⑧味苦，除湿痹痿，腰膝酸疼，小便淋沥。

巴戟⑨辛甘，大补虚损，精滑梦遗，强筋固本。

仙茅味辛，腰足挛痹，虚损劳伤，阳道兴起。

牡蛎⑩微寒，涩精止汗，崩带胁痛，老痰祛散。

---

① 风寒咳嗽用南，虚损劳伤用北，去梗。
② 酒蒸，去核选肉，其核勿用，恐其滑精难治。
③ 去根，如金色者佳。
④ 一名补骨脂，盐酒洗炒。
⑤ 一名山药，一名山芋，怀庆者佳。
⑥ 酒洗，去鳞用，除心内膜筋。
⑦ 水洗净，热酒砂罐煨烂，捣碎晒干，合药同麝末为丸，不堪作汤。
⑧ 怀庆者佳，去芦酒洗。
⑨ 肉厚连珠者佳，酒浸过宿，追去骨，晒干，俗名二蔓草。
⑩ 左顾大者佳，火煅红，研。

楝子①苦寒，膀胱疝气，中湿伤寒，利水之剂。

萆薢②甘苦，风寒湿痹，腰背冷痛，添精益气。

续断③味辛，接骨续筋，跌仆折损，且固遗精。

龙骨④味甘，梦遗精泄，崩带肠痈，惊痫风热。

人之头发⑤，补阴甚捷，吐衄血晕，风惊痫热。

鹿茸⑥甘温，益气补阳，泄精尿血，崩带堪尝。

鹿角胶温，吐衄虚羸，跌仆伤损，崩带安胎。

膃肭脐⑦热，补益元阳，固精起痿，疙癖劳伤。

紫河车⑧甘，疗诸虚损，劳瘵骨蒸，滋培根本。

枫香味辛，外科要药，瘙疮瘾疹，齿痛亦可。

檀香味辛，开胃进食，霍乱腹痛，中恶邪气。

---

① 即金铃子，酒浸，蒸，去皮核。
② 白者为佳，酒浸切片。
③ 酒洗切片，如鸡脚者佳。
④ 火煅。
⑤ 一名血余。
⑥ 燎去毛，或酒或酥炙令脆。
⑦ 酒浸，微炙令香。
⑧ 一名混沌皮，一名混元衣，即胞衣也。长流水洗净，或新瓦烘干，或用甑蒸烂，忌铁器。

安息香①辛，驱除秽恶，开窍通关，死胎能落。

苏合香甘，祛痰辟秽，蛊毒痫痉，梦魇能去。

熊胆味苦，热蒸黄疸，恶疮虫痔，五疳惊痫。

硇砂②有毒，溃痈烂肉，除翳生肌，破癥消毒。

硼砂③味辛，疗喉肿痛，膈上热痰，噙化立中。

朱砂④味甘，镇心养神，祛邪解毒，定魄安魂。

硫黄性热，扫除疥疮，壮阳逐冷，寒邪敢当。

龙脑⑤味辛，目痛头痹，狂躁妄语，真为良剂。

芦荟⑥气寒，杀虫消疳，癫痫惊搐，服之立安。

天竺黄⑦甘，急慢惊风，镇心解热，化痰有功。

麝香⑧辛温，善通关窍，辟秽安惊，解毒甚妙。

乳香⑨辛苦，疗诸恶疮，生肌止痛，心腹尤良。

---

① 黑黄色。
② 水飞，去土石，生用败肉，火煅可用。
③ 大块光莹者佳。
④ 生即无害，炼服即能杀人。
⑤ 即冰片。
⑥ 俗名象胆。
⑦ 出天竺国。
⑧ 不见火。
⑨ 去砂石用，灯心同研。

没药苦平，治疮止痛，跌打损伤，破血通用。
阿魏性温，除癥破结，止痛杀虫，传尸可灭。
水银性寒，治疥杀虫，断绝胎孕，催生立通。
轻粉性燥，外科要药，杨梅诸疮，杀虫可托。
砒霜①大毒，风痰可吐，截疟除哮，能消沉痼。
雄黄苦辛，辟邪解毒，更治蛇虺，喉风息肉。
珍珠气寒，镇惊除痫，开聋磨翳，止渴坠痰。
牛黄味苦，大治风痰，定魄安魂，惊痫灵丹。
琥珀②味甘，安魂定魄，破瘀消癥，利水通涩。
血竭③味咸，跌仆损伤，恶毒疮痈，破血有谁。
石钟乳甘，气乃剽悍，益气固精，治目昏暗。
阳起石④甘，肾气乏绝，阴痿不起，其效甚捷。
桑椹子甘，解金石燥，清除热渴，染须发皓。
蒲公英⑤苦，溃坚消肿，结核能除，食毒堪用。

---

① 一名人言，一名信，所畏绿豆、冷水、米醋、姜肉，误中毒，服其中一味即解。
② 拾起草芥者佳。
③ 一名麒麟竭，敲断，有镜脸光者是。
④ 火煅，酒淬七次，再酒煮半日，研细。
⑤ 一名黄花地丁草。

石韦味苦，通利膀胱，遗尿或淋，发背疮疡。

萹蓄味苦，疥瘙疽痔，小儿蛔虫，女人阴蚀。

鸡内金寒，溺遗精泄，禁痢漏崩，更除烦热。

鲤鱼味甘，消水肿满，下气安胎，其功不缓。

芡实①味甘，能益精气，腰膝酸疼，皆主湿痹。

石莲子苦，疗噤口痢，白浊遗精，清心良剂。

藕味甘寒，解酒清热，消烦逐瘀，止吐衄血。

龙眼味甘，归脾益智，健忘怔忡，聪明广记。

莲须味甘，益肾乌须，涩精固髓，悦颜补虚。

石榴皮酸，能禁精漏，止痢涩肠，染须尤妙。

陈仓谷米②，调和脾胃，解渴除烦，能止泻痢。

莱菔子③辛，喘咳下气，倒壁冲墙，胀满消去。

砂糖味甘，润肺利中，多食损齿，湿热生虫。

饴糖味甘，和脾润肺，止咳消痰，中满休食。

麻油性冷，善解诸毒，百病能治，功难悉述。

---

① 一名鸡头，去壳取仁。
② 愈陈愈佳，黏米陈粟米功同。
③ 即萝卜子也。

白果①甘苦，喘嗽白浊，点茶压酒，不可多嚼。

胡桃肉甘，补肾黑发，多食生痰，动气之物。

梨②味甘酸，解酒除渴，止嗽消痰，善驱烦热。

榧实味甘，主疗五痔，蛊毒三虫，不可多食。

竹茹止呕，能除寒热，胃热咳哕，不寐安歇。

竹叶③味甘，退热安眠，化痰定喘，止渴消烦。

竹沥④味甘，阴虚痰火，汗热渴烦，效如开锁。

莱菔根⑤甘，下气消谷，痰癖咳嗽，兼解面毒。

灯草味甘，能利小便，癃闭成淋，湿肿为最。

艾叶⑥温平，温经散寒，漏血安胎，心痛即安。

绿豆气寒，能解百毒，止渴除烦，诸热可服。

川椒⑦辛热，祛邪逐寒，明目杀虫，温而不猛。

胡椒味辛，心腹冷痛，下气温中，跌仆堪用。

---

① 一名银杏。
② 勿多食，令人寒中作泻，产妇金疮属血虚，切忌。
③ 味淡者佳。
④ 截尺余，直劈数片，两砖架起，火烘，两头流沥，每沥一盏，姜汁二匙。
⑤ 俗云萝卜。
⑥ 宜陈久者佳，揉烂醋浸炒之。
⑦ 去目微炒。

石蜜甘平，入药炼熟，益气补中，润燥解毒。

马齿苋寒，青盲白翳，利便杀虫，癥痫咸治。

葱白①辛温，发表出汗，伤寒头疼，肿痛皆散。

胡荽味辛，上止头痛，内消谷食，痘疹发生。

韭味辛温，祛除胃寒，汁清血瘀，子医梦泄。

大蒜辛温，化肉消谷，解毒散痈，多用伤目。

食盐味咸，能吐中痰，心腹卒痛，过多损颜。

茶茗性苦，热渴能济，上清头目，下消食气。

酒②通血脉，消愁遣兴，少饮壮神，过多损命。

醋③消肿毒，积瘕可去，产后金疮，血晕皆治。

淡豆豉④寒，能除懊憹，伤寒头痛，兼理瘴气。

莲子⑤味甘，健脾理胃，止泻涩精，清心养气。

大枣味甘，调和百药，益气养脾，中满休嚼。

生姜⑥性温，通畅神明，痰嗽呕吐，开胃极灵。

---

① 忌与蜜同食。
② 用无灰酒，凡煎药入酒，药热方入。
③ 一名苦酒，用味酸者。
④ 用江西淡豉黑豆造者。
⑤ 食不去心，恐成卒暴霍乱。
⑥ 去皮即热，留皮即冷。

桑叶性寒，善散风热，明目清肝，又兼凉血。

浮萍辛寒，发汗利尿，透疹散邪，退肿有效。

柽柳甘咸，透疹解毒，熏洗最宜，亦可内服。

胆矾酸寒，涌吐风痰，癫痫喉痹，烂眼牙疳。

番泻叶寒，食积可攻，肿胀皆逐，便秘能通。

寒水石咸，能清大热，兼利小便，又能凉血。

芦根甘寒，清热生津，烦渴呕吐，肺痈尿频。

银柴胡寒，虚热能清，又兼凉血，善治骨蒸。

丝瓜络甘，通络行经，解毒凉血，疮肿可平。

秦皮苦寒，明目涩肠，清火燥湿，热痢功良。

紫花地丁，性寒解毒，痈肿疔疮，外敷内服。

败酱微寒，善治肠痈，解毒行瘀，止痛排脓。

红藤苦平，消肿解毒，肠痈乳痈，疗效迅速。

鸦胆子苦，治痢杀虫，疟疾能止，赘疣有功。

白鲜皮寒，疥癣疮毒，痹痛发黄，湿热可逐。

土茯苓平，梅毒宜服，既能利湿，又可解毒。

马勃味辛，散热清金，咽痛咳嗽，吐衄失音。

橄榄甘平，清肺生津，解河豚毒，治咽喉痛。

蕺菜微寒，肺痈宜服，熏洗痔疮，消肿解毒。
板蓝根寒，清热解毒，凉血利咽，大头瘟毒。
西瓜甘寒，解渴利尿，天生白虎，清暑最好。
荷叶苦平，暑热能除，升清治泻，止血散瘀。
豆卷甘平，内清湿热，外解表邪，湿热最宜。
佩兰辛平，芳香辟秽，祛暑和中，化湿开胃。
冬瓜子寒，利湿清热，排脓消肿，化痰亦良。
海金沙寒，淋病宜用，湿热可除，又善止痛。
金钱草咸，利尿软坚，通淋消肿，结石可痊。
赤小豆平，活血排脓，又能利水，退肿有功。
泽漆微寒，逐水捷效，退肿祛痰，兼治瘰疬。
葫芦甘平，通利小便，兼治心烦，退肿最善。
半边莲辛，能解蛇毒，痰喘能平，腹水可逐。
海风藤辛，痹证宜用，除湿祛风，通络止痛。
络石微寒，经络能通，祛风止痛，凉血消痈。
桑枝苦平，通络祛风，痹痛拘挛，脚气有功。
千年健温，除湿祛风，强筋健骨，痹痛能攻。
松节苦温，燥湿祛风，筋骨酸痛，用之有功。

伸筋草温，祛风止痛，通络舒筋，痹痛宜用。

虎骨味辛，健骨强筋，散风止痛，镇惊安神。

乌梢蛇平，无毒性善，功同白花，作用较缓。

夜交藤平，失眠宜用，皮肤痒疮，肢体酸痛。

玳瑁甘寒，平肝镇心，神昏痉厥，热毒能清。

石决明咸，眩晕目昏，惊风抽搐，劳热骨蒸。

香橼性温，理气疏肝，化痰止呕，胀痛皆安。

佛手性温，理气宽胸，疏肝解郁，胀痛宜用。

薤白苦温，辛滑通阳，下气散结，胸痹宜尝。

荔枝核温，理气散寒，疝瘕腹痛，服之俱安。

柿蒂苦涩，呃逆能医，柿霜甘凉，燥咳可治。

刀豆甘温，味甘补中，气温暖肾，止呃有功。

九香虫温，胃寒宜用，助阳温中，理气止痛。

玫瑰花温，疏肝解郁，理气调中，行瘀活血。

紫石英温，镇心养肝，惊悸怔忡，子宫虚寒。

仙鹤草涩，收敛补虚，出血可止，劳伤能愈。

三七性温，止血行瘀，消肿定痛，内服外敷。

百草霜温，止血功良，化积止泻，外用疗疮。

降香性温，止血行瘀，辟恶降气，胀痛皆除。
川芎辛温，活血通经，除寒行气，散风止痛。
月季花温，调经宜服，瘰疬可治，又消肿毒。
刘寄奴苦，温通行瘀，消胀定痛，止血外敷。
自然铜辛，接骨续筋，既散瘀血，又善止痛。
皂角刺温，消肿排脓，疮癣瘙痒，乳汁不通。
䗪虫微寒，逐瘀散结，癥瘕蓄血，药性猛烈。
䗪虫咸寒，行瘀通经，破癥消瘕，接骨续筋。
党参甘平，补中益气，止渴生津，邪实者忌。
太子参凉，补而能清，益气养胃，又可生津。
鸡血藤温，血虚宜用，月经不调，麻木酸痛。
冬虫夏草，味甘性温，虚劳咳血，阳痿遗精。
锁阳甘温，壮阳补精，润燥通便，强骨养筋。
葫芦巴温，逐冷壮阳，寒疝腹痛，脚气宜尝。
杜仲甘温，腰痛脚弱，阳痿尿频，安胎良药。
沙苑子温，补肾固精，养肝明目，并治尿频。
玉竹微寒，养阴生津，燥热咳嗽，烦渴皆平。
鸡子黄甘，善补阴虚，除烦止呕，疗疮熬涂。

谷芽甘平，养胃健脾，饮食停滞，并治不饥。

白前微温，降气下痰，咳嗽喘满，服之皆安。

胖大海淡，清热开肺，咳嗽咽疼，音哑便秘。

海浮石咸，清肺软坚，痰热喘咳，瘰疬能痊。

昆布咸寒，软坚清热，瘿瘤癥瘕，瘰疬痰核。

海蛤壳咸，软坚散结，清肺化痰，利尿止血。

海蜇味咸，化痰散结，痰热咳嗽，并消瘰疬。

荸荠微寒，痰热宜服，止渴生津，滑肠明目。

禹余粮平，止泻止血，固涩下焦，泻痢最宜。

小麦甘凉，除烦养心，浮麦止汗，兼治骨蒸。

贯众微寒，解毒清热，止血杀虫，预防瘟疫。

南瓜子温，杀虫无毒，血吸绦蛔，大剂吞服。

铅丹微寒，解毒生肌，疮疡溃烂，外敷颇宜。

樟脑辛热，开窍杀虫，理气辟浊，除痒止疼。

炉甘石平，去翳明目，生肌敛疮，燥湿解毒。

大风子热，善治麻风，疥疮梅毒，燥湿杀虫。

孩儿茶凉，收湿清热，生肌敛疮，定痛止血。

木槿皮凉，疥癣能愈，杀虫止痒，浸汁外涂。

蚤休微寒，清热解毒，痈疽蛇伤，惊痫发搐。
番木鳖寒，消肿通络。喉痹痈疡，瘫痪麻木。
药四百余，精制不同，生熟新久，炮煅炙烘。
汤丸膏散，各起疲癃，合宜而用，乃是良工。
云林歌括，可以训蒙，略陈梗概，以候明公。
理加斫削，济世无穷。

第21课 川乌、木香、沉香、丁香

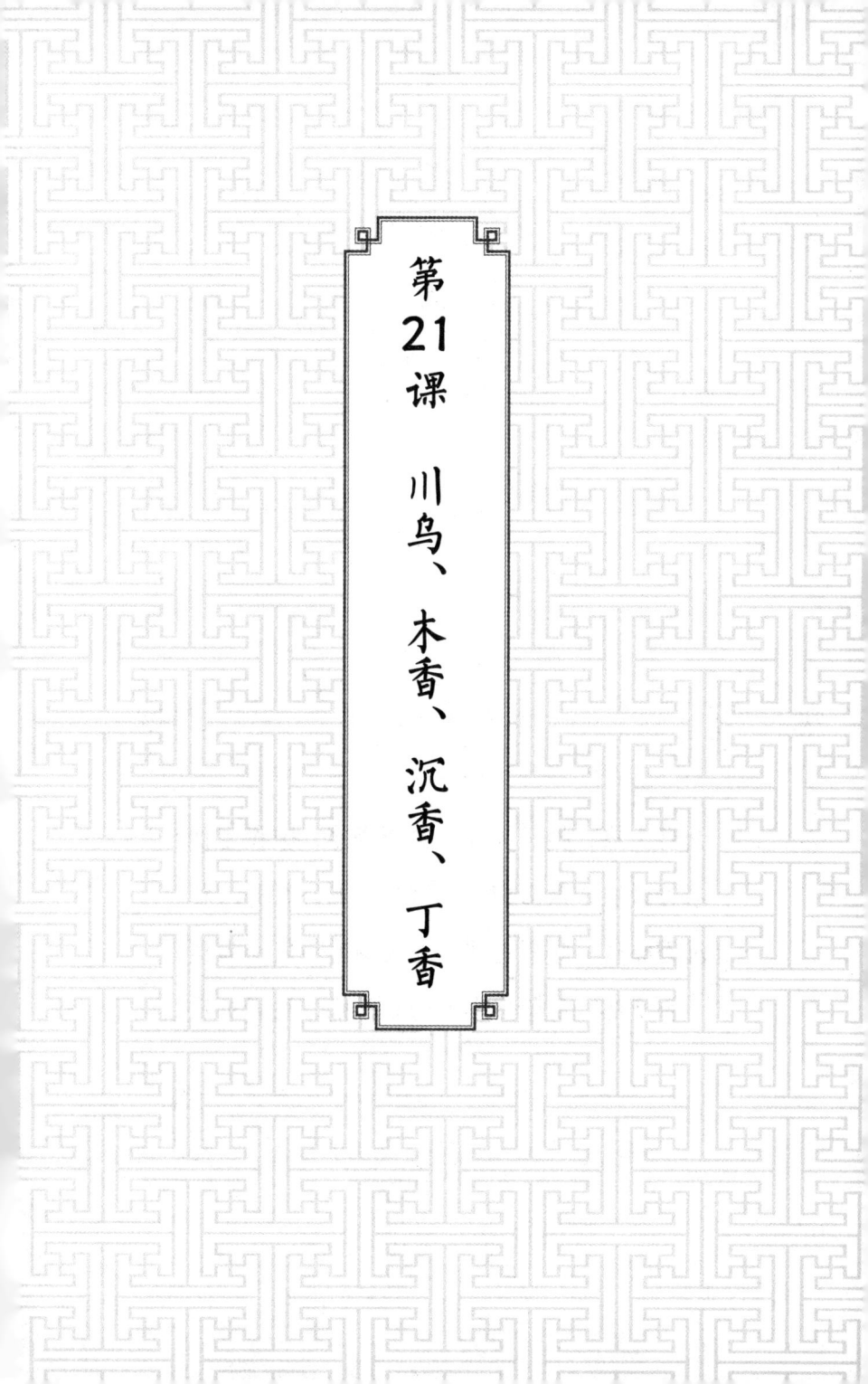

川乌大热，搜风入骨，湿痹寒疼，破积之物。
木香微温，散滞和胃，诸风能调，行肝泻肺。
沉香降气，暖胃追邪，通天彻地，气逆为佳。
丁香辛热，能除寒呕，心腹疼痛，温胃可晓。

11 月 25 日

小雨

刘屋桥

好!《药性歌括四百味》,今天讲哪四味药?

今天我一早起来便看到细雨蒙蒙,天气灰暗。

前几天有患者问,如果刮风下雨你们来不来?

我回答:这一年我们都没有中断过,希望这个习惯能坚持一辈子。

我们面前的这条河叫龙江,为什么那么受人欢迎,受人尊敬?

因为大家喝水靠她,洗衣服、浇菜也用她,不是用一两次,而是用千百年,大家才会对她怀有感恩,将她誉为母亲河。

假使利他的举动延续千百年,别人自然会对你无比恭敬,而且这一举动的价值和意义是相当大的。

有人说，坚持义诊一年，太难！我说，不难！我们的目标是一辈子。当目标远大的时候，眼前的小目标就很容易实现。

所以，只要患者风雨无阻，我便坚持不懈；即使患者中途退出，我也奋斗不止。

不能因为他人，而影响你的奋斗，这才是有独立精神的人。

川乌大热。川乌性大热，非普通的热，筋骨痹冷者服之，都会觉得身体里有股暖流袭来，但川乌又是大毒之物，需要提前炮制以增效减毒，故有蜜制乌头，又叫乌头蜜。

乌头与蜜同煎，单一味药就可治疗周身上下寒冷痹痛，特别是遇冷食冷加重者的疼痛，愈冷愈痛，则效果越佳。

搜风入骨。川乌入肾，可以祛除风邪，普通的荆芥、防风或薄荷只是祛皮表风，而川乌的功效能渗透到骨骼、筋肉之间，祛除风邪于体外。

我碰到一些老阿姨，常年洗衣服、洗碗时接触冷水、冻水，加上睡眠不足后精神欠佳，关节僵硬，找我寻求办法。

我通常选用补中益气汤方，加温通经脉、搜风入骨的中药，如乌头、附子等。中成药小活络丹中就有川乌、草乌两味药，专治风湿痹痛、手脚屈伸不力。

湿痹寒痛。寒湿痹阻所致的严重疼痛，冷积如顽痰痹痛，遇到川乌这样的破积之物，如同冰块碰到阳光一样，都会融化。

可见，中医治病很简单，首先分清寒、热、阴、阳，如果筋骨痹痛难耐或胸肋部有寒痰留饮排不净，可用大热之药川乌，称为疗寒以热药。

有一天，我们捶打镰刀的时候，那镰刀被锤得当当响，然后就变直了。

修炼自己就好比捶打镰刀，这是一种境界。即使你饱受磨炼捶打，也要发出当当的响声，即所谓观物而言志。

现代人不怕锤打的有很多，但是在捶打、磨炼中还保持一腔浩然正气的人很少。

我们现在正经受风雨的捶打，还能不能坚持

日讲一课，日写文章，习劳不断？

做得到，你就是响当当的人，否则就像铁锤锤泥巴，锤下去没有声音。同理，写文章或者读书，即使暂时看不到成就，也要做得"响当当"。

木香微温。木香这味药温和、芳香，是带有香气的树木。

散滞和胃。芳香能行气，能消滞。所谓滞，就是气、血、痰、瘀滞塞不通。

胃痛很常见。吃撑胃痛，生气胃痛，着急胃痛，甚至久坐也会胃痛。木香、郁金一服，胃痛就好。两味药可以研粉直接服用，是最好的气滞胃痛散（《医宗金鉴》），用于气机郁滞；也可以做成丸剂，又叫"颠倒木金丸"。

诸风能调。木香善于调气，能调和各种风。有些患者着凉受风后食欲不佳，用解表药加木香，既增加食欲又能祛风。

行肝泻肺。肺气忿郁、肝气郁结，但凡摸到中焦脉硬结如豆，或者郁而不通，或者独大者，都可用到木香，可见其用途广泛。

有位阿叔每餐盛一碗饭却只吃得进半碗，继续吃胃就痛、胁肋胀，问怎么办？

我告诉他，这是脾虚不运，加上气滞不行，用香砂六君子丸。香就是木香，砂是砂仁，木香行气解郁，砂仁能暖胃散寒，加上六君子培土健脾。脾脏一运动四肢都能活动自如，脾脏一滞塞，人就会少气懒言。

轴动则轮行，轴滞则轮停。所以这位阿叔每到干活的时候，少气懒言不想动。轴就是车轮中间条的轴心，一动车轮就转起来；脾胃就是轴心，一动则四肢才可摆开来。

孩子凡是不好动，运动能力差，懒惰，脾都不好。脾主健运，脾健康，运动锻炼的功能才能好。

运动锻炼能力差、反应慢的人，脾都不会太好。脾主肌肉，肌肉主运动，所以脾好运动功能才会强。

我遇到一些身体差、运动量少、食欲不佳的患者，就用香砂六君子（丸）这个名方，能行肝泻肺郁结，使肺不郁闭。

我再给大家讲一件精彩的事。我发现把龙江

水的上层搅浑，流到下游不到百米又很清澈，所谓"水流百步能自净"。

我们人的血液浑浊了怎么办？运动，饭后百步走，坚持运动血液也会澄清。

陈江村有一位阿叔，血糖高到十多点，问我怎么办？我告诉他，久坐不动，血糖降不下来，就像一潭死水，永远那么浑浊，只有让它流通才能清澈。于是，日行七千米再加上药物治疗，他的血糖降了下来。

我们下面要讲到的这味药叫沉香，能行气降气。

这味药用得好，可以把血糖都降下来。因为气降则血降，气降则痰降。

暖胃追邪。沉香可以暖胃，把邪驱散出体外。

曾有一位医生精通医理，也明人道。有位贫穷的劳工因胃炎重痛，看病买药的钱都没有。他找到这位医生问，能不能不花钱就治好他的病。

医生一想，街巷上不是有个富人家在做家具吗？他让劳工讨来一些做家具剩下的沉香、檀香木碎，研细后用姜水调服，劳工多年的胃寒胃痛都好了，这就是暖胃追邪。

沉香能让胃胀气、逆气这些浊气下沉，因此而得名。

我们可以用通天彻地来形容沉香，"通天"说明它能够行到肺，"彻地"说明它能纳入肾。人体的"天"在肺，人体的"地"就是肾。

揭西县城一位老师胸肋胀气，乳腺增生，非常难受，问该怎么办？我让她去买木香顺气丸，条畅气机。她才吃到半盒，大便通畅，胀气感随即消失。可见，木香、沉香是理气逆的佳品。

有些人问，究竟城市人身体好，还是山里人身体好？为什么很多山里人也找我们看病，而城市人也有不少能活到百岁。我想说，一个人贪欲重，即使是山里人血液也会浑浊；一个人烦恼轻，城市人气色也会澄澈。

所以住在哪里不重要，贪少则山清，欲寡则水秀。山清水秀不一定要到外面找，要看每个人内心的贪嗔痴是不是在日日减轻。

我们进龙山湖，不禁感叹如此山清水秀，让

人舒畅。反观过来，我们观山游水时总有一番体悟，人如果想如山水一般清秀，就需要不断修炼。

丁香是一味很好的药。丁，有向下钉之意，如铁钉。谈到铁钉，那天我的镰刀松了，用铁钉去钉镰刀。我几下就把它锤进去，钉得很紧。

我们说雷锋的钉子精神是什么？通常认为，钉子精神就是要善于钻研，这只是一方面。一个铁钉能够钻进去，取决于钉帽的力量，钉尖能够迅速穿入木板，源于钉帽能够承受千锤万打。所以，能承受千锤万打的人才能从艰难困境中层层突破。

铁钉的精神有两方面：表面上看，它阳刚、锋利、有穿透力；实际上，它背后能承受无限的打击。

很多人都问我，曾老师你一年写十本书，出书速度这么快，这么勇猛精进。我说，你只看到我出书速度的快意快感，没看到我为了把书写好，斩断万缘的苦修苦练。

当时，很多教授、学生，甚至一些商界名人请我吃饭，我通通拒绝。我如果一去，一大堆书稿没办法按时完成。我做到了理能胜欲，欲望想去吃、想去陪客、想去畅谈天下，但是理智告诉我不能去。"理胜欲则吉，欲胜理则凶"。

言归正传，我们讲到丁香的钉子精神，即辛热的药性。

丁香辛热，能除寒呕。丁香能够让气机向下走，如吃了寒凉之物后胃冷甚至呕吐，嚼点丁香加生姜专治寒气伤胃。心腹疼痛。心腹痛得难受，用一味丁香研成粉末直接吞服，就可以行气止痛。

温胃。丁香暖胃暖得很彻底，能从咽喉一直暖到大小肠甚至肛门。如果希望暖胃的效果持久，可以酌情添加生姜。

前几年有一位阿姨胃冷胃痛得说不出话，经常皱眉头。我给她用附子理中丸加入丁香、砂仁一类暖胃的药材，她服药后一年都没犯过胃痛。

当时阿姨告诉我，她一吃青菜就腹泻，大便不成形，吃什么就排什么，我便想到胃寒，于是用暖热的药治疗她的咽喉沙哑。胃一旦得到温暖，言语也讲得好。

单味丁香可作为疮痈散,用于治疗乳房疮痈流脓,或者局部溃烂不合,用丁香研粉敷于疮口,就能够让伤口愈合。

今天风凉雨大,我感悟到,人无法操控风雨,不能够让地完全平坦而没有波峰,但是人唯一能够做到的是让自己变得更强大,而不是怨天尤人。

我没办法让别人不误解,但是有方法让自己更完美,这才是毕生追求。

什么叫中医,什么叫功夫?不是一方一药、一招一式,而是一心一意。一心一意的境界在于不理会外在褒贬,保持本心,专心做好学问。

这是现阶段你们的短板,心意还没炼成铁钉那么尖,所有挫磨都会成为前进的动力。铁钉不够尖,盾头打下去,不仅穿透不了木板还会被打弯,就好像很多人读书读坏了、读破了,心意却不够坚、不够专。

好!今天就分享到这里,更多精彩在明天!

第22课 砂仁、荜澄茄、肉桂、桂枝

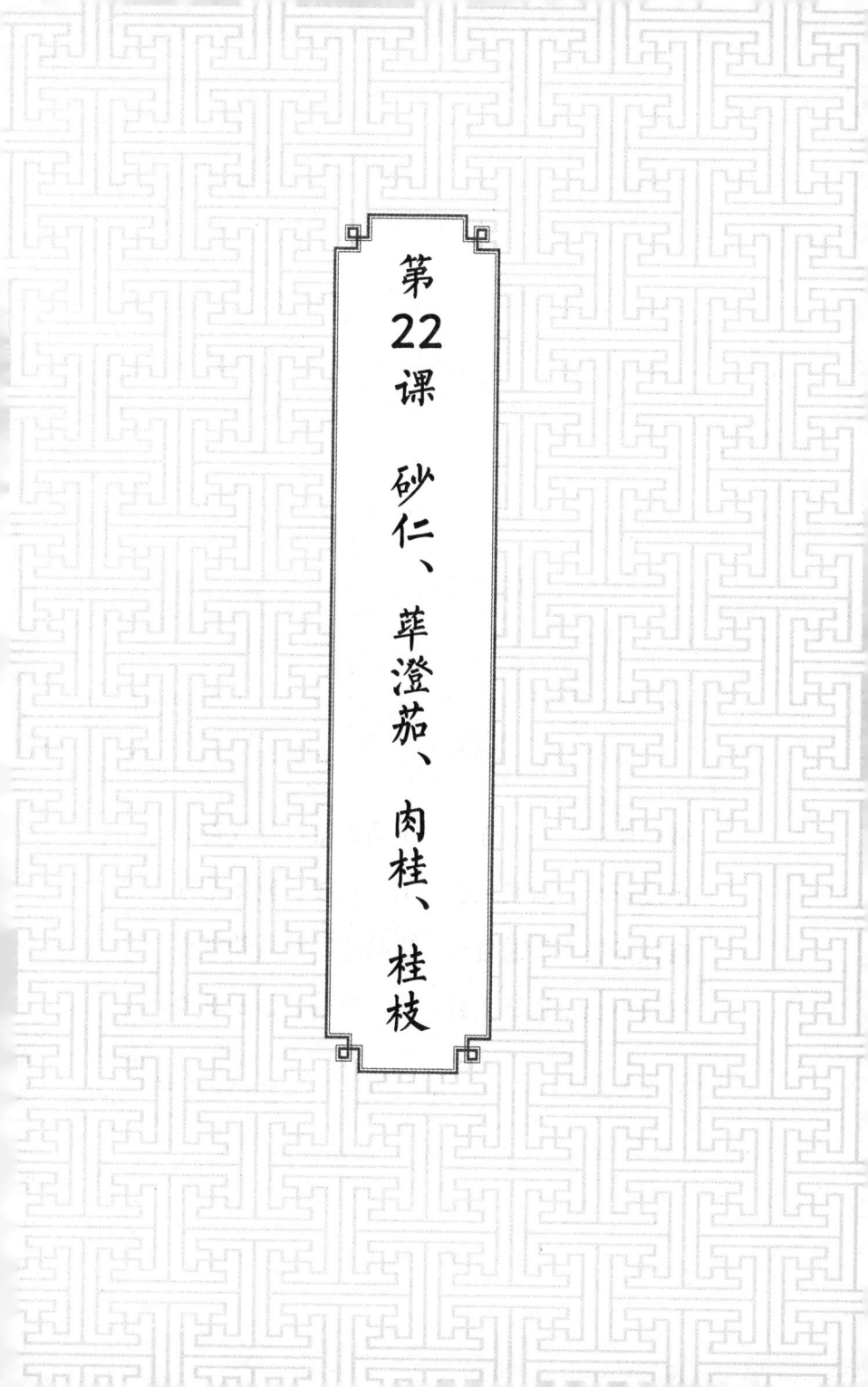

砂仁性温，养胃进食，止痛安胎，行气破滞。
荜澄茄辛，除胀化食，消痰止哕，能逐寒气。
肉桂辛热，善通血脉，腹痛虚寒，温补可得。
桂枝小梗，横行手臂，止汗舒筋，治手足痹。

11月26日

小雨

湖心亭公园

好!《药性歌括四百味》,我们今天讲哪四味?

我们经常面临成功和失败。

有一次,陈范老师问我如何看待太极阴阳鱼。中医学讲,不知易者不足以为医,《易经》有其独特的象数理。阴阳鱼蕴含一个重要的道理,表法"阳中有阴,阴中有阳"。

一个人情绪低落的时候,要留存一股生机;情绪高亢的时候,不要忘了谦虚,戒骄戒躁。

白色区域上升的时候有一个黑点,好比没成就的时候,要戒"懒"。黑色区域下降的时候有一个白点,象征着光明要向上走,只要勤奋,立马就能上升、好转。可见,没有什么才智高低,只要勤奋谦虚,就可以不断上升。

我刚写完跟诊日记的时候，回到山里并没有张扬，一切从零开始。《小郎中跟师记》大火，几家出版社争着跟我谈合作。

有些人一辈子只能有一个或半个高峰，但是如果勤奋谦虚，有成果当没成果，可以不断攀登高峰。

砂仁性温。砂仁能温中暖胃。

养胃消食。砂仁可以祛胃寒，增加食欲。我们常用香砂六君子丸治疗脾胃虚冷导致的腹泻、消化不良。

有一位来自罗屋村的阿叔，经常腹部隐痛。我问他什么时候痛得厉害。他说只要吃点凉果或者冷的食物，当下就开始痛。

无阳则不能化，阳不够，则食物无法消化。

我给阿叔开方香砂六君子汤，还让他配合香砂六君子丸服用，汤丸并用。阿叔服药后腹部发暖，大便成形。可见，治疗脾虚便溏，香砂六君子丸的效果非常好。

香砂六君子丸中的砂仁以产于阳春者质量最

佳，称为春砂仁，又叫阳春砂仁。为什么以阳春产者为佳呢？

有一年，阳春周边的县城流行牛瘟，牛一只只倒下，唯独阳春这个小山谷里的牛茁壮成长，不受瘟疫的影响。人们到当地考察，发现原来当地的牛专吃田地周围长的砂仁。

所以，在草料中加一些温中暖胃的沙姜、砂仁，牛羊胃口好，身体壮，缓解腹泻和大便不成形症状，抵抗力增强，自然少得病。

《黄帝内经》讲，四季脾旺不受邪。若脾四季养得好，连瘟疫、风寒、恶疾袭来你都不会倒。砂仁就是暖胃后强壮四肢的良方。

有人问我，防感冒抗病毒的良药是什么？我认为，所谓良药就是把脾胃养好。

止痛安胎。砂仁含挥发油，芳香健胃，温中定痛，能够促进胃动力，可以祛除一般的疼痛。妇人脾胃虚，妊娠期间呕逆食欲差，胎动不安，可用砂仁安胎。

如果口气重，属于热呕胎动不安，要用芦根、紫苏叶一类；如果胃寒冷，就要用砂仁配紫苏梗一类。古人治疗胃虚呕逆、食欲不振，一味砂仁炒熟后研粉直接吞服，症状立刻缓解。

行气破滞。胃得气则降，砂仁可以行气，破除消化道的阻塞滞气。

例如，有些人进食补药后腻膈，总觉得胸满，消化不良。可以将砂仁做成调料拌在菜里，食用后可促进消化。

上等的熟地黄药性滋腻，如果担心患者难以消化，可加3～5克砂仁以解滋腻。

配合砂仁，服用补药不觉腻，大便也不黏腻，食欲可得到恢复。可见，它是芳香健胃、行气破滞的良药。

某天，我们在沤草木灰烧火，丢一些干草进去火苗就变大。我在想，这火就是嗔恨之火，干草就是贪婪之草。

人不贪心便不会发火，十个发火有九个都是因为贪心，为得失、为名利、为金钱。所谓"财物轻，怨何生，言语忍，忿自泯"。

贪心重的人会引起嗔火。"贪婪是干草，嗔恨是火苗。若无这干草，火苗如何烧？"所以佛教中贪、嗔、痴居首位的就是贪。

修行的第一功夫要先去贪，贪名、贪利、贪色、贪财，甚至贪书也算贪。什么叫贪书呢？你读书的目的是学为私用，不想为公用。

有个学生问我，究竟读什么书好？我告诉他，读什么书不是最重要的，读书的目的很重要。你为了一己私利，为了贪欲，好书即使是把好剑，也会被恶人利用而变成凶器。

你若读好书，发好心，好书犹如好剑，会被好人运用，那就是降魔宝剑。

荜澄茄。荜澄茄性味辛散，非常暖胃。

除胀化食。逢年过节，过食饱胀，胃动力不足，可以服用荜澄茄粉或散，消食除胀。煎炸烧烤加上冰饮，板结的脾胃最需要温药温暖。

消痰止哕。这种痰一般是寒痰，青白色的痰；哕呕一般是胃寒呕吐、呃逆，均可用温胃降气之品——荜澄茄。

你们知道荜澄茄是什么吗？

"岭南春来早，花开满地香。

子曰荜澄茄，根名豆豉姜。

入口肠胃暖，煮水腰脚壮。

外擦风寒去，常备人无伤。"

荜澄茄就是山苍子，春天开花后七八月才结子。也就是说，它凝聚了半年的山中精华。

诸子皆降，荜澄茄煮水可壮腰脚，逐寒气。老年人到了冬天腰脚冷或有寒痰，可在辨证方中加荜澄茄，或研粉后加一小调羹在粥里，喝下去暖洋洋，寒痰就化了。

肺中寒痰重，要暖心阳，就像太阳出来，阴霾就会消散。

我那天烧火的时候发现，小火要小心呵护，一口气吹个风它就灭了，而大火越来风火烧得越大，风究竟是灭火的还是助火的？

同理，困难究竟是打压人的，还是帮助人的？它是打压弱者，帮助强者的。面对困难时，你的态度强硬，困难就变小，你的态度怯懦，困难就变大。

所以有些人总抱怨困难重重，不是困难有多大、有多少，而是心智变弱了。

一个人如果不勇猛，别人一阻拦，他就很难坚持。一个人如果足够勇猛，别人的阻力都会变成动力，别人阻力越大，他的动力越强。

所以风助火力，打铁匠要把钝铁打成金钢，还要加鼓风机，拼命地吹，火力可以把铁烧熔。

面对这些困难，比如攻书的艰苦，义诊的艰辛，还有种地的辛劳。我想说，不要怕这些困难，只要把勇气发挥出来，苦累只是暂时的，快乐会紧跟其后。

肉桂辛热。肉桂善通血脉，非常暖热，从心暖到肾。

妇人受寒后闭经、痛经，一味肉桂粉服下就是痛经散。腹痛虚寒。肚腹冷痛如刀绞，用单味肉桂研成粉冲服，效果非常好。

温补之功的肉桂汤常与附子配合应用，如桂

附地黄丸，可以炼化滋腻的补药。

如果方中有熟地黄、何首乌等滋腻药，患者脾胃不好，可酌情加肉桂、砂仁或者荜澄茄，促进消化，是胃肠动力药，也是血管推动药。

温补可得。肉桂是温补药，可以提升命门之火，而火能够暖土。治疗腰脚冷痛的患者，我们会常用到肉桂，因其暖命门之火，而肾主腰脚。

有些女性秋冬天后戴两双手套、穿两双袜子都暖不了手脚，可以用六君子汤加肉桂，这是专门治疗冬季手脚冰凉的处方。

脾主四肢，心主血脉，使四肢的阳气能源源不断地得到血脉和脾胃的供养。万物生长靠供养，失去供养不生长。

妇人痛经，服用止痛药也无法缓解，最严重者甚至寒凝经闭。就好像天冷的时候，河结冰流不通。温经汤专治妇人经寒痛经。

晚上频繁上厕所，这种冷是膀胱虚冷，肾阳火不足。

天冷后汗少，小便归到膀胱，如果膀胱火力

不足，不能上蒸，尿意就会频繁。

有一位阿叔，一天晚上小便七八次，愁死了。一周前的晚上，我碰到他，问怎么样？他竖起大拇指说，吃了肾气丸好多了。肾气丸专主肾虚火衰引起的阳痿、尿频、尿清冷。

还有一位阿叔，他的招牌做得很好，到处都是，他碰到我问：你怎么不打个招牌？我告诉他，挖空心思把招牌做得好，还不如全副精力把产品做漂亮。

我们不是不要招牌，而是知道好招牌的背后是好心态、好本事。这个时代最好的招牌就是人的嘴，叫作口碑。而不是石碑，石碑久了也会化，口碑却千古流传，无形无相。

桂枝小梗，是指桂树的细嫩枝。

枝子通四肢也，桂枝通人体的手臂。有位妇人手臂痛，我让她用桂枝泡酒，秋冬天干完活以后喝上一两杯。为何要干完活喝？因为气血疏通，暖酒一下去血脉就疏通。

有一位患者肩周炎痛得不能干活，我让他坚

持干活，干完活再喝桂枝酒，一周多就好了。之所以好得这么快，就是因为他勤干活。

治疗伤风头痛，最快速的药是什么？有人说是川芎，我认为最快的是桂枝酒。

桂枝上行，心主血脉，心脑相连，而酒助药力。酒像一匹烈马走得很快，而桂枝像骑在马上的关云长，药力在血脉中迅速穿行。所以桂枝酒专治风冷头痛。

有一位老叔去采药，天气转冷以后受冻猛流清鼻涕，头痛欲裂。回到家，老叔喝上两杯桂枝酒，鼻涕立马止住，头痛瞬间就好，可见酒是很好的药引。

止汗舒筋。桂枝可以治疗营卫不和引起的汗出。卫气不固，气能摄血，血汗同源，故汗出。

有一位老阿婆，一受风就出汗。这是营卫不和，加上卫气不固，用桂枝汤加玉屏风散，两剂汗止。

桂枝能疏通经络，最典型的就是桂枝汤，灵活应用可以治疗风湿痹痛、关节痛。加威灵仙、鸡血藤，威灵仙宣风通气，鸡血藤活血脉；威灵仙通十二经，鸡血藤通周身血脉。

经通脉活，服用桂枝后身体暖洋洋，筋骨自然疏通。寒、冷、痹痛、紧一旦碰到温暖就柔和化，桂枝就是温阳第一品。

冬天的树枝又硬又脆，一折就断；春天的枝条很柔软，很有韧性。一个冷漠的人容易关节痛；一个热情的人，一个温暖的人，他的关节也会柔软。

桂枝汤可以治愈世人的冷漠，不单看它治疗寒冷痹痛，还可以暖心。

治疗手足痹痛不已，就用桂枝附子汤或者桂枝汤。

我们再讲最后一点，那天有学生问道：老师不发脾气，真高明。我告诉他，在别人没惹你的时候，不发火根本不算高明，别人反复惹你、激你，还能够不发火，那才是高明。

高明是要经得起考验的。如果没经过考验，说好是假好。所以说看一个人的品质，就看他逆境时的反应。受委屈、误解时，如果他态度好才是真好。

好！今天就分享到这里，更多精彩在明天。

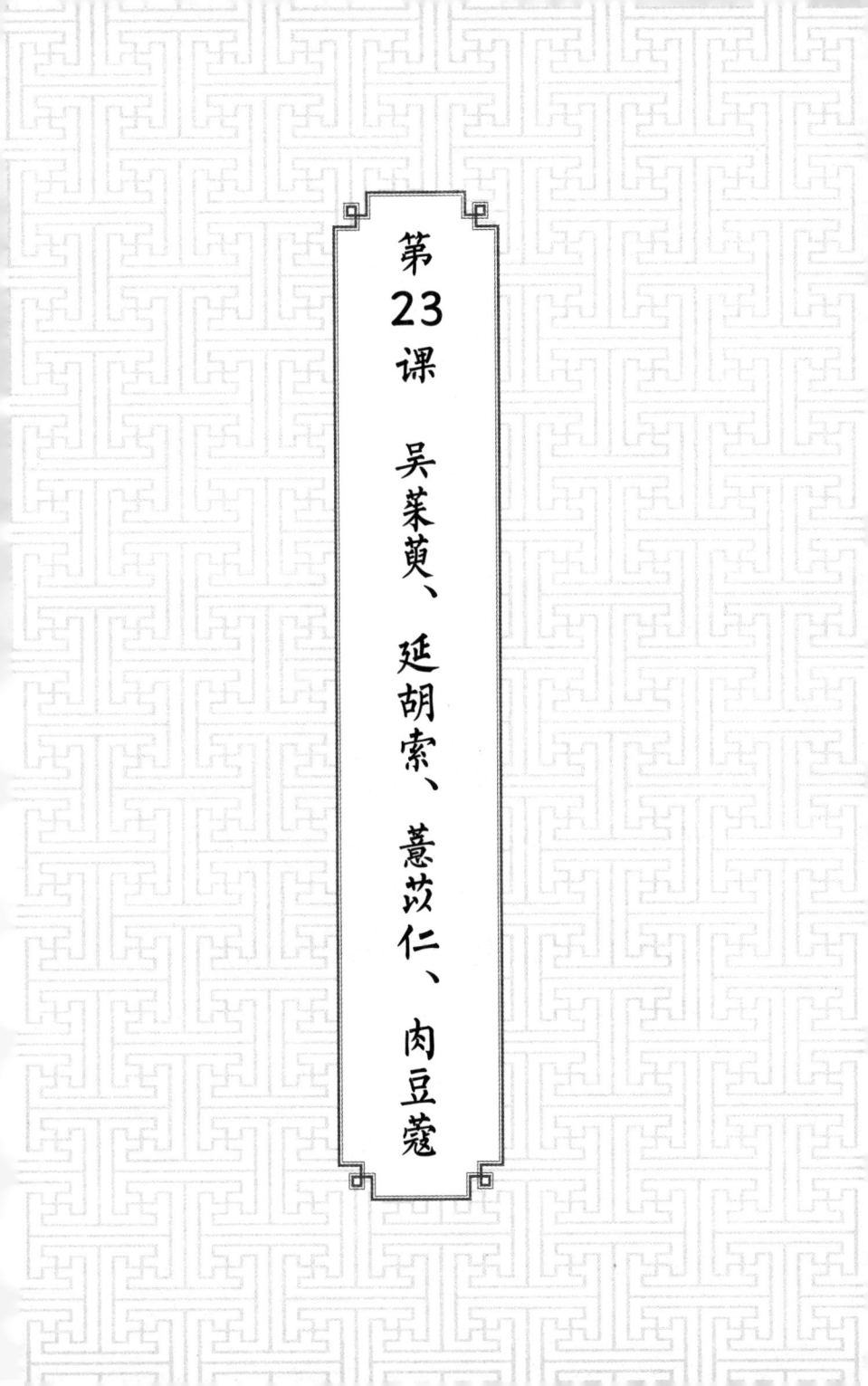

第23课 吴茱萸、延胡索、薏苡仁、肉豆蔻

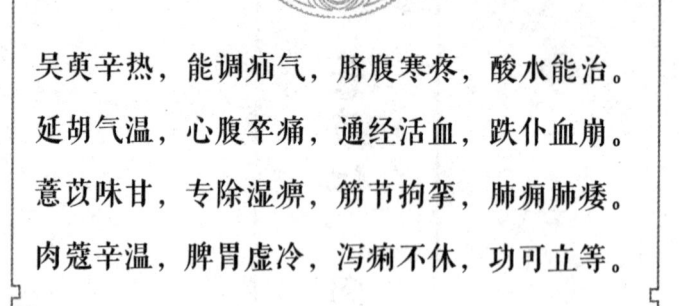

吴萸辛热，能调疝气，脐腹寒疼，酸水能治。
延胡气温，心腹卒痛，通经活血，跌仆血崩。
薏苡味甘，专除湿痹，筋节拘挛，肺痈肺痿。
肉蔻辛温，脾胃虚冷，泻痢不休，功可立等。

11月27日

晴

湖心亭公园

好!《药性歌括四百味》,我们今天讲哪四味?

这其中每一味药都只有16个字内容,却能将性味特点主治精练的描述。文章凝练,能传千古;人思维简练,才能灿烂百年。

有人不理解,曾老师,你天天在这里讲课为了什么?我说:是在磨我的刀。台上一分钟,台下十年功。倘若我将来有机会站在更大的讲堂,为了避免那一分钟的窘迫、结巴、短路,就必须付出十年的努力。

人必须要有梦想,而且梦想一定要高远。坚持三两天的不是梦想,只是想法。我们讲课不是空讲,朝讲夕练,一直到太阳下山。

我创造了一个成语——知弓行箭。知行合一,知是弓，弓要射得远，行动要像箭一样快。身板要够强硬，见识才能够深邃。

吴茱萸辛热，能调疝气。吴茱萸暖热，可以治疗寒凝肝经，如饮冷导致的睾丸小腹抽痛。

有个小伙子睾丸抽痛严重，几天都不见好，服用吴茱萸、木香、小茴香、川楝子四味药组成的导气汤，一剂药导下焦气滞则痛祛。

肚腹寒痛。寒主收引、主痛，妇人肚脐周围痛得翻来覆去，这时可用温经汤，因为经水温暖则通行无阻，经水凝固则痹痛百出。

妇科经常会用到温经汤，因为妇人本身属阴。运动量小，阴寒多容易出现于下半身，用温经汤通行经血，病祛若失。

酸水能治。人生气后食物不能下行，肝火犯胃，怒则气上至咽喉部。用吴茱萸配黄连，又叫左金丸，一暖一热不伤胃。

上方寒热综合，专治肚腹满胀吐酸。胃气不降，就好像人生气后出拳，肝出拳就打向胃，胃受伤，胃气不降，如鲠在喉。

我在珍仔围义诊的时候，遇到一对夫妻吵架，男的头痛，女的胃痛，用四逆散加吴茱萸、黄连、木香、郁金，两个同时痊愈。正所谓"解郁则酸水自降，疏肝则胀满消除"。

反酸水多是因为紧张、着急。

我有一个师兄，总是干呕，吐的是清水，头刺痛难耐。我们当时想到，"干呕吐涎沫、头痛者，吴茱萸汤主之"。阳明寒呕、厥阴头痛，吐出来的是涎沫清水，将这两个症状结合在一起，方证对应。

吴茱萸汤的四味药分别是"吴姜大人"，吴是吴茱萸，姜是生姜，大是大枣，人是人参。这是万山老师教的小窍门，专用于肝胃虚寒。

贪食冷饮、吹空调后头痛又吐清水，这四味药一用就好。

如果是单纯干呕吐清水，可用理中汤；如果伴头痛，就用吴茱萸汤。

那天收花生，我领悟到很多道理。花生的果实藏在土里，我们必须把它拔出来。一个人真有才华，不怕被暂时埋没，总会被伯乐发现。

你看花生，何曾感叹没有伯乐，只要够香、够分量，即使在土里也会被人发现。与其抱怨，不如先努力结成一粒饱满的花生。

延胡索性温，是行气活血的止痛药。心腹猝痛，猝就是快速的意思，有句医谚叫"心痛欲死，速觅元胡"。

有个皇帝的妃子吃多了面食，胀痛在胃，太医束手无策。李时珍尝试行气药，将延胡索研粉，药到病除。李时珍感叹，心腹气滞疼痛，非延胡索莫属。

我们现在有元胡止痛片，但它不只治疗心腹痛。

有位阿叔头痛得厉害，我让他买元胡止痛片用姜枣茶送服，为什么呢？元胡止痛片只行气止痛，像将军打仗，如果没有后备的粮草（姜枣）供应，疼痛虽然能暂时缓解，但病情容易反复。

古人讲，延胡索专主一身上下诸痛，从头到脚的各类痛症都可以应用，但是最好用醋制延胡索来止痛，因为醋制后可以软化血管，增强止痛效果。

通经活血。延胡索可以通行妇人经血，我们常会碰到妇人产后瘀阻或者月经闭塞，甚至子宫肌瘤。但凡属于寒凝瘀血，用含延胡索的少腹逐瘀汤，能把瘀血逐出体外。

兵强马壮可以把匈奴赶到长城以外八百里，少腹逐瘀汤中的瘀就是邪气、是匈奴，逐是驱逐。

小茴香、肉桂、干姜补足能量。延胡索就像先锋部队一样冲锋陷阵。

我们以后会讲到，每个方剂就像下棋、像打仗，用药如用兵，方剂中的配伍有些是补给粮草的，有些是先锋部队，有些是步兵，有些是炮兵，有些是侦探，有些坐镇帐中，君臣佐使的比喻非常生动。

跌仆血崩。那天碰到叔公的亲戚跌伤，我告诉他用延胡索研粉，用酒来送服，即为跌打损伤药。

跌打伤导致胸部疼痛，或者冠心病、心绞痛，用宽胸丸效果很好，可以自己配制，一共六味药。延胡索行气，高良姜暖中，檀香、细辛、冰片能穿透到毛细血管深处。荜茇和高良姜同时发挥暖中效果。这个方子可以宽胸解郁。

最常用的莫过于延胡索散,它的方名为金铃子散,金铃子散由延胡索、川楝子两味药组成。严重的气滞血瘀胃脘痛患者,延胡索、川楝子两味药磨成粉,白粥送服,急性胃痛就可以解除,效果显著。

有一次我们路过上车村,看到一群牛,大大小小。牛很有耐力,可以耕田犁地,可以走很远。我又看到《动物世界》的老虎,虎啸深山,异常凶猛。

人为万物之灵,就能享万物之福吗?这是很肤浅的想法。我说:耕牛耐力必须有,老虎威猛不可无,这才是享万物之福。

再说蚊子,为血忘躯,有奋不顾身、舍生忘死的精神。我享到蚊子的福,因此要感谢它,我也要用奋不顾身的精神来学医,来讲课。

薏苡仁味甘。薏苡仁是非常甘平的粮食药,专除湿痹。脚气湿痹疼痛,用薏苡仁煲汤都可以治好。

中老年人腿脚屈伸不利，问我怎么办？到了秋冬季，熬山药薏苡仁粥，吃一段时间脚痹痛就会减轻，这就是专除湿痹的薏苡仁。

筋节拘挛。为什么筋骨关节拘挛抽动僵硬要用薏苡仁？《内经》讲："诸痉项强，皆属于湿。"各类强直拘挛均是湿气在作怪。薏苡仁除湿，关节松通，肌肉就变得松软。

湿气重的人小腿都是又硬又胀的，用芍药、甘草、薏苡仁、牛膝这四味药，对于筋节拘挛脚僵硬效果好。

肺痈肺痿。肺部的痈肿有痰浊，脓血。为什么用薏苡仁？痰和湿同源，薏苡仁甘淡，淡渗利湿。淡味入腑通筋骨。凡淡味药能够让身体的湿毒排得很快。

降血压和血脂啊，我就用薏苡仁玉米须汤。患者说吃了没效果，我一看满锅都是油，如何能有效？薏苡仁玉米须汤，只需薏苡仁、玉米须加适量山药，不要放油，熬出来的清汤寡水，吃下去脏腑就像在洗澡。

同样一个方子，有的人用了没有效果，不是药不行，是方法没用对。

千金苇茎汤加麻杏石甘汤，合方专治肺痈，感冒后咳吐脓痰，吐不净、咳不出。

薏苡仁还可以用于肠痈、阑尾炎。薏苡附子败酱散治疗肠痈腹痛。薏苡仁还可以健脾胃。治疗一些顽固的囊肿肌瘤、包块，因为脾主肌肉，能健脾除湿。

近几年研究发现，薏苡仁煎剂对癌细胞有抑制作用。癌症体寒者，可以用炒薏苡仁煮汤；体热者，可直接用生薏苡仁。

平时用薏苡仁熬汤喝也能祛除身体湿气，湿一祛，身体轻松，病痛就能减少。

那天我们在挖地，一些学生也在现场，朋友问我，为什么不叫上他们？我说，不要轻易去管教别人。火车快不快全靠车头带，如果我们足够精进勇猛，那些留下来的学生自会效仿。

老师的威严不是用嘴巴，而是用行动。如果你精进勇猛，周围的人都会被带动，倘若你自己都做不到，口说无益。

肉豆蔻辛温，专治脾胃虚冷，脱肛，腹泻。

有些患者严重腹泻，甚至脱肛，怎么办呢？补中益气汤加肉豆蔻，腹部暖起来，肛门立马收回去。

泻痢不休。吃了肉食黏腻不化，大便不成形，加点肉豆蔻就可以。又如香料里的茴香、八角，都可以芳香行气、开胃消食。

年节时吃东西杂，堵在胸口，胀、闷、憋。用肉豆蔻研粉冲服可行气，缓解憋闷感，所以它又叫肉果。

功可立等。肉豆蔻的效果立竿见影。有一种腹泻叫五更泻，就是黎明前一醒来就要上厕所，而且很急，天天如此，十分困扰。

有专药叫"四神丸"，就用到肉豆蔻、吴茱萸。

我觉得，人学习要像箭一样，而身体像弓，弓不硬，箭就射不远。要想把箭射得远，一要调整方向，二要拉满弓，力要足，身体要够强硬。

有些人拼命提高见识、增长知识，最后出问

题的却是身体。才华很多，身体很弱，或者天妒英才，英年早逝。一个人把箭磨得再好却不维护弓，结果一拉就断了。

所以，需要可持续发展的不只是环境，更是我们的身体。环境要可持续发展，人的生命要延长，不能够那么短促。

从弓箭里我们又领悟到，打铁要身板硬。

想帮助别人首先自己要身强体健。所以我们每天练功，挥汗如雨，不只为劳作，也不只为帮人，实则最受用的是自己。劳动不是别人需要，是我们自己需要，不是缺钱者需要，而是强身健体者需要。

好！今天就分享到这里，更多精彩在明天。

第24课 草豆蔻、诃子、草果、常山

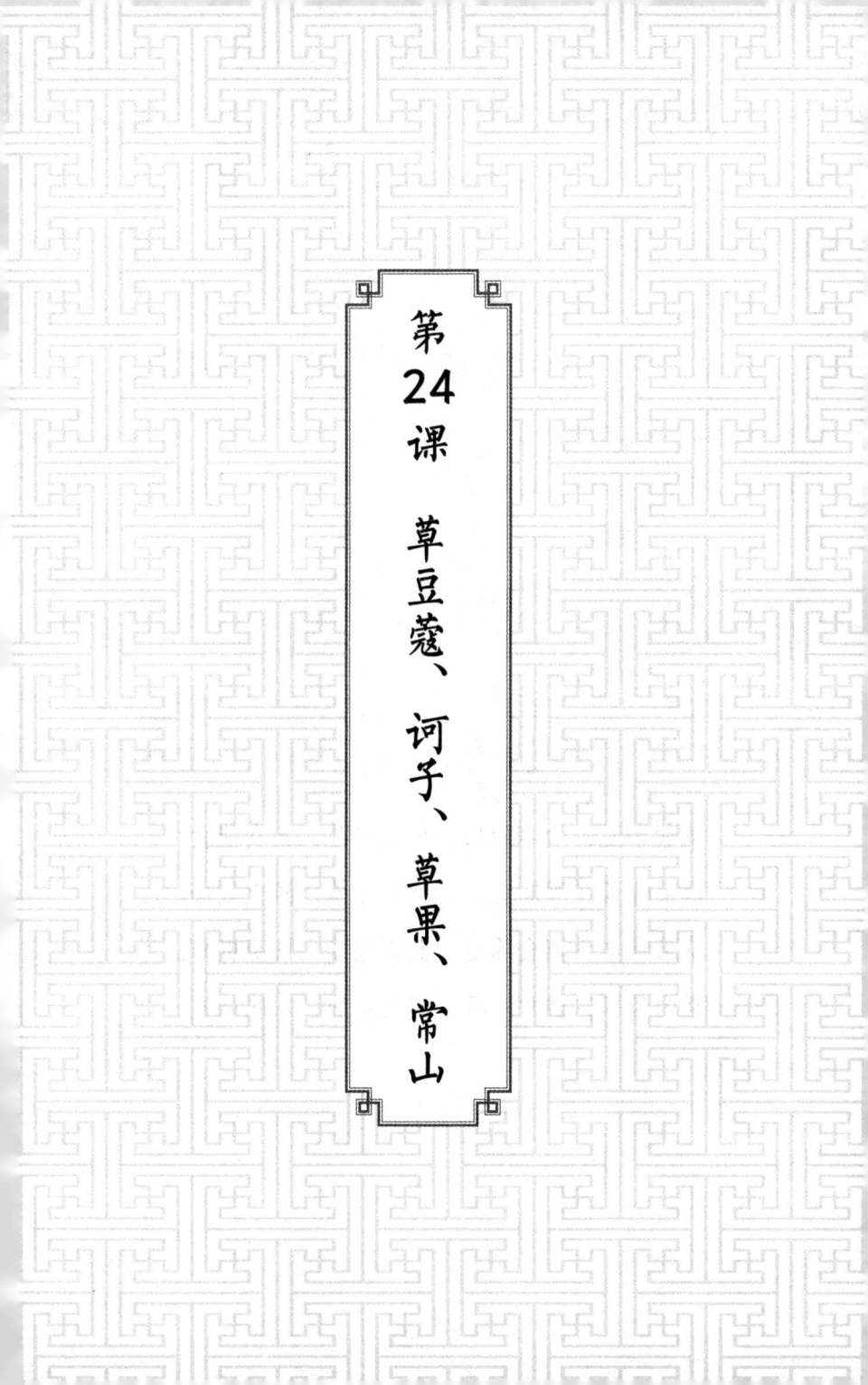

草蔻辛温，治寒犯胃，作痛呕吐，不食能食。
诃子味苦，涩肠止痢，痰嗽喘急，降火敛肺。
草果味辛，消食除胀，截疟逐痰，解瘟辟瘴。
常山苦寒，截疟除痰，解伤寒热，水胀能宽。

11月 28 日

晴

湖心亭公园

好！《药性歌括四百味》，今天讲哪四味呢？

我早上醒来突然想到，年关又要到了！

以前古人读书，年关近并不代表就能放松，而是愈加快马加鞭，愈加精进。你们说过年都要待在这里学习，这种精进的精神十分可嘉。

尧、舜、禹有什么特点？我们都知道，大禹治水，三过家门而不入。三次路过家门都没有踏进去，不是不爱这个家，是更爱这个国，有国才有家。我们以圣贤之心为心，可以不断精进。

那舜帝呢？舜大孝至孝，还有"一年为聚，二年为邑，三年为都"的典故。

我们现在说的人格魅力，就是古代的德行。德行可以感召众人，吸引到他身边。不怕环境荒芜，就怕德行不够好。

有人质疑，你们怎么在农场里讲学，在溪边授课、看诊。我想说，不在环境而在人，以前的大德搭间茅棚都可以讲经说法、弘扬道法，这也是因为自信。

有些人抱怨条件不好。从金钱角度看是条件不好；从心性角度看，那是对自己极大的自信，陋室之中仍然能弘最上乘法。

我在余师那里受益最大的是学会自信。刚开始，余师的药房就在垃圾收购站旁边，苍蝇满天飞。但是余师不以为苦，有目标的人，所有的苦最后都将变为乐。

我们去爬湖子山，看似沙石割脚很苦，但是登上山顶一览无余后，所有苦都化为乐。

学圣贤就要化为己用。

我们看草豆蔻，辛温暖胃，能够治疗寒邪伤犯脾胃。食冷或饱胀，胃肠动力不足，草豆蔻研粉，加在食物或拌在粥饭和菜里，吃下去可以暖胃。

作痛呕吐。胃痛，胃动力不足，消化不良，

常会导致呕吐。

豆蔻辛温，温热能够疏通，寒冷能够收引，可以用于胃寒呕吐。草豆蔻、砂仁、肉豆蔻、丁香组合应用就是寒呕散。

不思饮食，心情郁闷，服用草豆蔻能够促进消化、增加食欲。如厚朴温中汤，一派暖脾胃、行气之药。气行寒湿化，气滞寒湿留。方中厚朴、木香、干姜、陈皮均为行气暖中之品，配合草豆蔻、茯苓，专治寒湿伤中，不思饮食。

有一个小伙子，每天喝两三瓶冰镇啤酒，不喝白开水。他喝酒后吃不下正餐，怎么办呢？

为什么寒能让一个人不思饮食。因为胃肠得到温暖才会正常蠕动，称为"阳主动"。脾胃遇到阴寒的食物，就搁置不工作，因为阴主静。

一个人浮躁的时候，可以吃点凉，就能静下来。一个人懒洋洋，再吃寒凉，就会像冬眠的青蛙动不了。

我遇到一个老年人，一吃水果、凉果就心绞痛，躺在床上动不了。儿子给她吃了理中丸，吃下去中焦一运，又可以动了。可见，脾胃动四肢才能动，寒凉伤到脾胃四肢就动不了。

小伙子啤酒伤中过后不思饮食，可以用理中丸加草豆蔻、砂仁、丁香，健胃效果非常好。香料如豆蔻、砂仁、丁香、藿香、陈皮都是胃肠动力药，可以促进胃肠蠕动。

讲到草，我想到农场里烧草木灰，三天后扒开来，底下还是热的，看似没烟了，一掀开火又着起来。

炉烟虽然熄掉了，灰中却有星火。这告诉我们，不要轻视看似没有亮光的人，说不定哪一天就如熊熊烈火般闪光。

从前有位公主，见到一位衣衫褴褛的拉比，也就是当时的智者，公主嫌他粗鄙，并不理会。

拉比就问：公主，你们家酒窖里的酒是用什么装的？

公主一想，是用泥瓦罐装的。

拉比说：农民、村民的酒才用泥瓦罐装，公主你如此尊贵，金钵银钵才配得上。

公主一听，赶紧把泥瓦罐都换成了金钵银钵，可没过几天酒全部变了味。

国王听后很生气，训斥了公主，公主很郁闷，找到拉比问：你为何害我？

拉比说：最香甜的美酒装在土陶罐里，有智慧的人也藏在朴素的人群里。

公主豁然开朗，从此对拉比很尊敬。

所以，人不可以傲慢，目中无人。傲慢只会引来灾难，谦虚谨慎才可以获得福报。

诃子味苦，能收涩、收敛。

涩肠止痢。对于腹泻泻痢，严重脱肛者，就得用诃子。

诃子皮散专治久痢脱肛，方中诃子、罂粟壳收敛，干姜暖中，橘皮行气。久泻为什么要暖中？因为久病多寒，暴病多热，久病后大多体内正气不足。

痰嗽喘急。有些患者严重咳痰、咳嗽甚至喘急，要用到诃子。特别是感冒以后喑哑，咽喉不利，失声，可用诃子汤，即诃子、桔梗、甘草三味药。

桔梗、甘草可以通宣理肺，诃子开音。

诃子能降火敛肺，治疗肺火旺、咽喉不适。

诃子还能够收敛固涩，如中老年人尿频、少年遗精、小儿遗尿、妇人带下等。

凡是自汗盗汗，都可以用诃子，酸涩收敛。

我们干活的时候就能发现，有实力的人往往话不多。有句话叫，空车响声大，浮人多空话。

我发现，有才能的人做能手，而专业技能不太好的人反而是领导。这是因为有些人专业技能虽然不好，但是有眼光、有领导力。

马有千里之能，也需要伯乐赏识。所以，我们既要修千里之能，还要修"千里眼"，并不是指千里都能看得见，而是你走千里，将目标锁定在那里，好的领导就能把你带到那里。

中医人学习专业技能和辨证开方越来越容易，但学习远大的格局变得越来越难。所以马虽有千里之能，如果没有目标，没有人引领，就很难到达目的地。

你们已经不缺乏技术，而在眼界上还有待拓

宽。这才是一个人能不能够超越自己的关键。

草果味辛。辛味药的特点是定痛祛寒湿。

舌苔腻，关节痛，将草果研粉拌在粥里，可以消食除胀。

舌苔是肠胃的晴雨表，若食积则舌苔厚腻，像有一层白霜。草果、山楂等消食化积，除胀之品都可以应用。

有一位舌苔厚腻最顽固的患者，苔厚如积粉，他每天早上用牙刷刷舌苔，中午、晚上又长回来。我告诉他，这是因为他的胃肠不通，痰涎壅塞胸膈，要远离酒肉烟。

我给他开了达原饮，草果、槟榔、厚朴三味药，都是气味浓烈的行气药，配上黄芩、知母、芍药、甘草防止过燥。

草果、槟榔、厚朴顺其气，知母、芍药、甘草、黄芩养其真。

我告诉他，服药后每天走七公里，就好比洗衣粉放到衣服上，脏东西不会自己清洗掉，还需要用手搓。药物能溶解体内积滞，但需要患者适当锻炼身体，促进药力发挥。

有些孩子吃了很多消食化积的药，如保和丸、大山楂丸，但效果并不理想。如果不动手，用上乘的洗衣粉也洗不掉衣服上的污垢。不是药不良，而是你行为不良。

患者服药配合锻炼，两年多的舌苔才退得干干净净。

截疟逐痰。疟疾因受山岚瘴气，痰浊壅滞于中脘，食不下，胸又闷，用草果平胃散，即苍术、厚朴、陈皮、甘草加草果。

如果你水土不服，饭吃不下，下车就想呕吐，在车上又晕车，就配点草果平胃散随身携带。平胃散加草果研粉装罐，可以保存半年，可随身携带到工作或旅游的地方。

方中均为芳香之药，服用后促进肠胃蠕动，消除胸闷，效果非常好。

解瘟辟瘴。瘟瘴就是指瘟疫还有山岚瘴气。天气一旦连续下雨或者闷热，家里养的鸡鸭就容易发瘟，严重者会因禽流感病死。

一碰到这种情况下，我们当地的村民就会找一些艾叶、布荆子或者草果一类芳香的植物，放到饭菜和饲料里，肠胃炎便能痊愈。

我们遇到天气恶变，肠胃不好或者胸闷食欲不佳，就可选择芳香之品，既能够调节胃肠又可以芳香行气、发汗、开胃，解瘟辟瘴。

原来的采药人可能会爬到高高的山顶上或走进深深的山谷里，他们随身携带驱风寒散和辟瘴丸，用于驱散风寒、辟除湿气。

大森林的落叶堆积起来比人还高，一旦腐败会发出恶气，一闻进鼻里会胸闷，这时候就需要吃些芳香辟瘴的药物。如果没有辟瘴丸，及时嚼姜也可以缓解症状。

我们去挖姜的时候如果碰到有人因疲倦呕呃、胸闷，就找块姜嚼一嚼拌水吞下，也是芳香辟恶的用意。

昨天我们挖姜的过程苦不苦？一般人都承受不住，草比人高，有人感叹这些山姜太难挖了。苦不苦，比比长征二万五；累不累，想想以前老前辈。

与强者比，这点苦算不了什么。我们只有学圣贤，学强者，才能走得更远，进步得更快。

常山苦寒，能够截疟除痰。现在的生活水平和医疗卫生水平提高了，而且出现了对症治疗的良药，所以疟疾越来越少。

治疗疟疾的特效药是青蒿。青蒿生用绞汁，屡服屡效。

解伤寒热。伤寒后发冷发热，痰水壅塞胸中排不出。用常山、甘草煮水，加点蜂蜜，趁热服下，可以促进痰涎涌吐，促进胸膈排痰。

水胀能宽。食胀用山楂，水胀用常山。若痰水停留在体内排不出去会引起呕，但呕不一定是坏事。呕是身体的自救反应，要把痰浊涌吐出来，常山正是顺应这种趋势。

好！今天就分享到这里，更多精彩在明天。

第25课 高良姜、山楂、神曲、麦芽

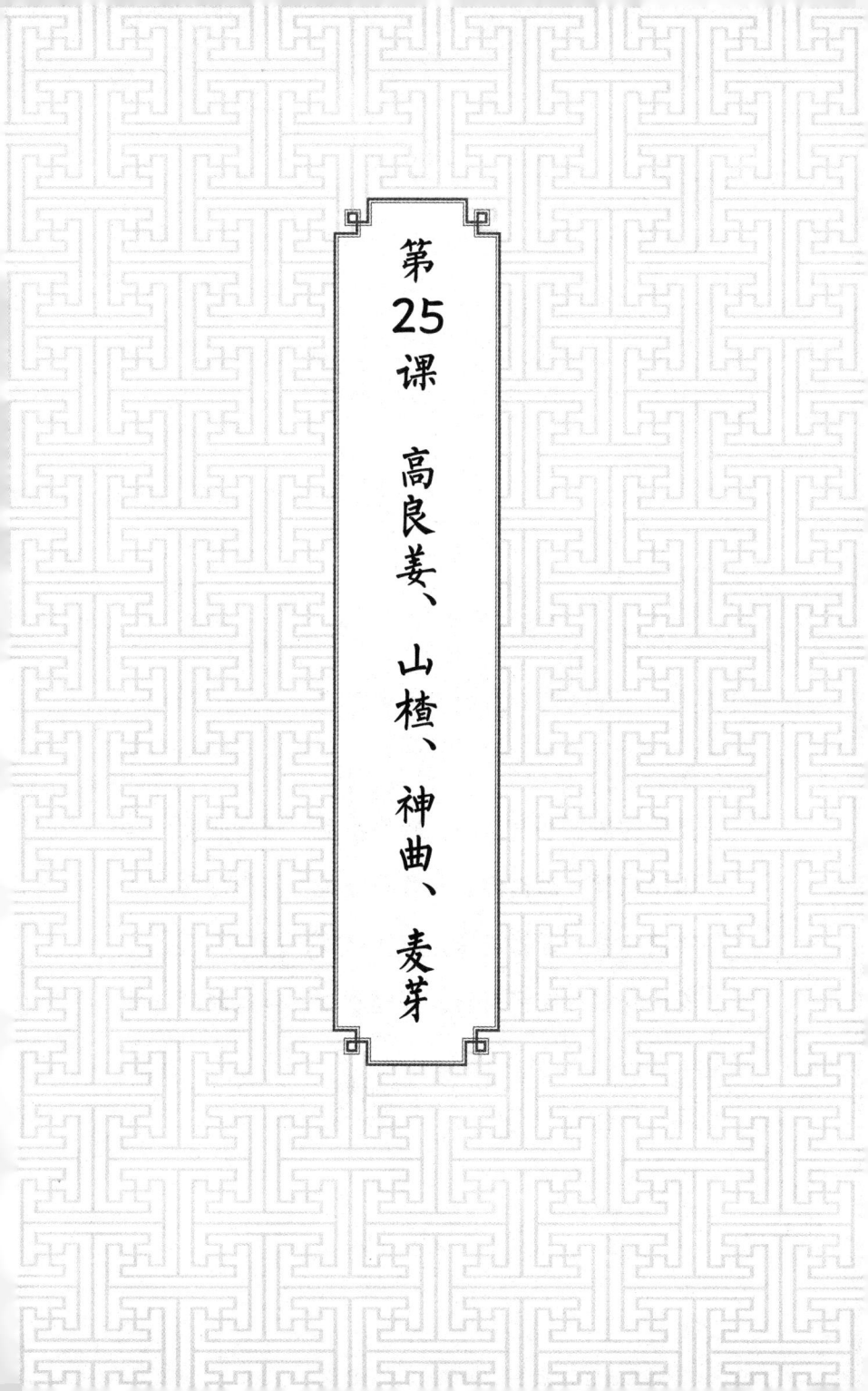

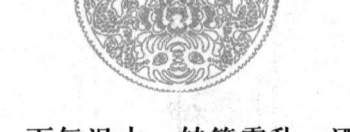

良姜性热，下气温中，转筋霍乱，酒食能攻。
山楂味甘，磨消肉食，疗疝催疮，消膨健胃。
神曲味甘，开胃进食，破结逐痰，调中下气。
麦芽甘温，能消宿食，心腹膨胀，行血散滞。

11月29日

晴

湖心亭公园

好,《药性歌括四百味》,今天讲哪四味药?

一个人如果处于精神饱满状态,会觉得天地万物都在给他"送礼",送的是"好的道理"。

比如你看到青山绿水,会想到水流得很快,山却在那里不动。所谓"青山千年久,绿水朝夕逝"。

古人讲,仁者乐山仁者寿,智者乐水。智慧、智巧、智能,就像多变的水。长寿与多变的关系不大,与心静的关系很大。没有一种灵丹妙药,能比不动的大山精神对身体更好。这就是中国古代观物悟理的寿康精神。

在这里补充我们昨天讲的常山。

今天早上我一出门就看到隔壁的兰姨,七八十岁的老人五六点就起来煮水,挑到新房子里，拿给孩子们喝，一年没有间断过。

我奇怪老人家不但不显疲惫，还精神奕奕，神采飞扬。我突然间领悟到，勤奋不是勉强来的，而是精气神饱满以后的自发行为。勉强去做的叫劳累，精神饱满去做叫勤劳。

大家别把勤劳和劳累混淆在一起，勤劳是精充神满以后自觉劳动。如果你劳动起来很被动，并不心甘情愿，精气神已经不足了。

还有一条，要做你喜欢做的事，精气神会像泉水源源不断。母亲煮水给孩子喝，那是自发的动力。如果你很喜欢做这件事的时候，就可以起得很早。

良姜性热。高良姜可以暖胃寒。

那天我们碰到一位胃痛的老爷子，看什么都不顺眼，一生气也胃痛，吃凉果也胃痛。

这就是寒凝气滞。寒凝用高良姜，气滞用香附，即良附丸，专治寒邪伤中、胃脘冷痛，配合四逆散，两剂药后胃就不再痛了。

良姜性热。热能除寒，而胃寒的表现是舌淡

胖或淡白。

下气温中。高良姜能够下气、止呕，主治寒呕口泛清水。高良姜、砂仁、豆蔻仁、丁香这几味药能腐蚀运化，专治吐冷食不消化。

如果吐出来的食物臭浊，则是热呕，要加竹茹一类药。如果吐出来的是生冷没有消化的食物，就选择高良姜、砂仁、生姜、豆蔻仁、丁香这几味药，有强大的促进肠胃运动的功能。

有一个女孩子常年戴手套，怕冷手凉，问我怎么办？我告诉她，手套暖不了你的手，但是脾胃运化可以。我给她用理中丸或理中汤加高良姜、砂仁，一派暖中之品，脾胃一运动，手套自然摘掉。

脾胃主四肢，四肢冷暖主要看脾胃运化功能。高良姜能温中，温中后四肢就暖，这叫持中州灌四旁。人体中焦脾胃暖起来，四旁都不会缺热量。

转筋霍乱。肠胃炎上吐下泻，常见的吐泻症可用高良姜治疗。

酒食能攻。饮酒后伤胃，或胃下垂，或消化不良，都可以选择高良姜，配合苍术、白术一类，强大脾胃，促进酒毒排出体外。

高良姜辛香，能定痛。一些关节痹痛、严重寒痹者可以应用。

昨天早上我碰到一位阿姨，她说起得早一点就感觉心慌心痛。我告诉她可以吃姜类，高良姜、生姜都可以，或者做成糖醋姜。

古人讲，十月生姜赛人参。高良姜也有类似生姜的功效。

我们讲山楂前要讲讲它的精神。上周我吃饺子的时候发现，有两个人包的饺子，一种看起来很好看，但是没捏紧，一蒸、一夹皮就裂开了，另一种就没有裂。

我就想到，只有刚开始的功夫到位，才能坚持到最后。人也是一样，你现在栽了跟头，肯定是前面功夫没有练够。所以基本功很重要。余师常讲"旁开一寸，更上一层"。

你们现在还是需要拼命打基础的时候，我也在打基础。

有人问，曾老师你怎么能保持这么旺盛的创

作力？我告诉他，要把自己放在初学中医的状态，新人的力量是最大的。我们都知道刚来的新人是很有动力和干劲的，所以要始终保持初来乍到的心态，做永远的新人。

山楂味甘。山楂甘甜中带酸，所以口感好，在药方中加点山楂、罗汉果、甘草之类，适口味好，且能消食化积。

磨消肉食。山楂能消化肉食。以前的老人家炖老母鸡炖不烂，就加点山楂进去。

如果身体有肿瘤、包块、息肉，可以酌情添加山楂在药方中。

有些人说，山楂吃到胃里会反酸水，肿瘤、包块、息肉却还在。我说，你不能只依靠山楂，还需要大量的运动，使身体产生热量，消融这些包块，这点很重要。就像老人炖肉，锅里加了山楂，锅下还要加火力。

我观察磨盘磨豆浆，只磨几下就是豆粒，成不了浆。反复的磨、来回地磨，才能变成浆。这一点也契合我们治病的理念，用药还要配合磨消的动作。

疗疝催疮。山楂能治疗男子疝气睾丸痛，但用的是山楂核。它又能活血化瘀，疮乃气滞血凝之物，所以身体长疮是由于气滞血凝。

有一位患者脚上长了疮，医生给他用香附和山楂，吃完就好，还用牛膝引药下行，为什么呢？香附行气，山楂活血，气通血活，疮痛自走。

山楂是宝，能将疮赶跑，能消肉食且有活血化瘀之功。

五核丸由橘核、荔枝核、龙眼核、山楂核、川楝子组成，分别为五种植物的种核，专门治疗疝气睾丸痛。

消膨健胃。食积特别是肉积严重，或者小儿乳积，用一味山楂熬水就可以缓解。

所谓推陈出新，陈旧去，新血就生，积滞消，胃口开，所以山楂是很好的开胃药。

开胃二药对就是木香、山楂，开胃三药则是木香、山楂、鸡矢藤。

这两三味药，对于中老年人或者癌症后期食

欲不振者，可以提高胃肠动力，消膨健胃。

山楂能祛除肠里的积滞，也能融化血管里的积滞，所以我认为给孩子唯一健康的零食就是山楂。

养尊处优之人平时运动量少，吃多后食积，可以服用大山楂丸或保和丸，保和丸里也有山楂。

住在桥边的一位阿叔，他的小儿子食积，两三天不思茶饭。我让他买大山楂丸，才吃了一次，积消胃口开，效果就是这么好。所以山楂的健胃消积功效非常好。

我那天碰到小乐，他说他很虔诚，每开车到一个地方，必要进去拜神。但他跟我讲了很多妻子的过失。

我笑着说：你拜神是假拜神。

他不解地说：我很虔诚啊，每次去都烧香。

我说：你拜的是神像不是神。真正拜神是要去爱人、助人，而不是责怪别人。

他一听恍然大悟。

所以，拜佛和拜金佛不一样，拜神和拜神像不一样，品茶和品茶具也不一样。

昨天有人送给我一个价值三百块钱很漂亮的茶壶。可是我冲茶的时候没有了那种随意劲儿，很怕不小心把它摔坏，反而没有五块钱的茶壶用着得心应手。

所以说喝茶不是在品茶具，而是在品茶，茶品质高，用瓦罐冲出来的都好喝。凡事要重实质，不要重形式。

重实质，即使拜泥像，都会有不可思议的果报；重形式，礼拜金台，也难有好的收获。

神曲味甘。神曲是开胃消食药，它的特点其他消食药没法比。

神曲加入青蒿、辣蓼等解表除湿之药，消食又解表，可治疗胃肠型感冒。神曲煮水，促进消化的同时又能治疗感冒。

开胃进食。凡是感冒后期，食欲不振，可以用神曲增加食欲，肠胃功能恢复了，感冒就能很快痊愈。

昨天，有一位阿叔说他已经感冒半个月了还不见好，以前四五天就痊愈了。我告诉他，第一没休息好，第二应酬多伤了胃。我在他的辨证方中加了神曲和麦芽，效果会很不一样。

现代科学研究发现，人感冒以后肠道里用于消食化积的酶会大量减少，所以人会没有食欲。

神曲和麦芽正好可以增加肠道里的这类酶，增强它们的活力，人的肠胃恢复正常功能，抵抗力随之增加，病邪自然被驱除体外。

破积逐痰。神曲可以治疗饮食积滞导致的痰多。

痰生百病食生灾，过食饱胀可以用枳实导滞丸，方中就有神曲。

调中下气。神曲可以调和中焦，降气。

我们服用的一些药物常难以消化，如矿石类药物，可以酌加神曲或用神曲煮水送服，有助于药物的分解。

那天有个汞中毒的小孩子，我就建议他平时用神曲煮水服下。

我们现在吃得很多菜都含有农药，可以在辨证方中加入神曲、甘草、麦芽，既解农药毒，也解身体里堆积的毒素，同时还能调中下气。

为什么我遇到苦活、难活不会烦躁，有了一些成就我也不会去庆祝。

我认识一位成功的航船者，问他有什么秘诀。他说：逆风的时候不会发脾气，顺风的时候也不会高兴得太早，继续加快脚步前进。如果碰到顺风就去庆祝，一会儿逆风又来了，你就开始烦躁，无端消耗了能量。

我说，因为他有明确的目标。当一个人没有目标的时候，很容易被小事惹火，也很容易被拖住脚步。当一个人目标方向感很好，就不容易受到他人的影响。

若遇艰难困苦，不应起厌烦；若逢安乐静，不应起贪欲。这两句话应常诵，使自己不轻易受别人影响，始终朝着自己的方向前进。

麦芽甘温。麦芽能消宿食，如果你们经营餐馆，一定要备麦芽茶。

为什么呢？客人到你的餐馆用餐，喝了麦芽茶后胃口大开，下次还想再来。麦芽能够开胃，能消宿食。

心腹膨胀。乳腺增生、腹中胀满、心腹膨胀，用麦芽100克煮水，就可以治好。种子长芽破土而出，就好像身体里的包块、结节被破坏，所以麦芽有开破之力。

人想身体好，要多吃一些芽类蔬菜，它是植物最嫩的部分，食用后可以美容。我们平时在家可以做凉拌豆芽、炒豆芽或者放在面条里，可以让皮肤水嫩得像豆芽一样。

芽类药吃了还可以长寿，日本人就喜欢做一些小菜或豆芽的腌制品，适当加些佐料，吃后肠胃好，而且不积食。

所以治疗心腹膨胀，不只是麦芽，芽尖类都可以用。

行血散滞。麦芽可以用于治疗血瘀气滞，如肿瘤包块。

有一位催乳素微腺瘤的患者，治疗难度大。我重用生炒麦芽60克、80克到100克，煮水喝，肿瘤慢慢就变小了。

麦芽还有一个很重要的功效是回乳。妇人想

要断乳，用生麦芽、熟麦芽各60克煮水，一般连服3～5次即可。

乳房胀满胀痛也可以服用这个汤方。

如果孩子食欲不佳，可以煮浓浓的麦芽茶给他，取其消食之功。

好！今天就分享到这里，更多精彩在明天。

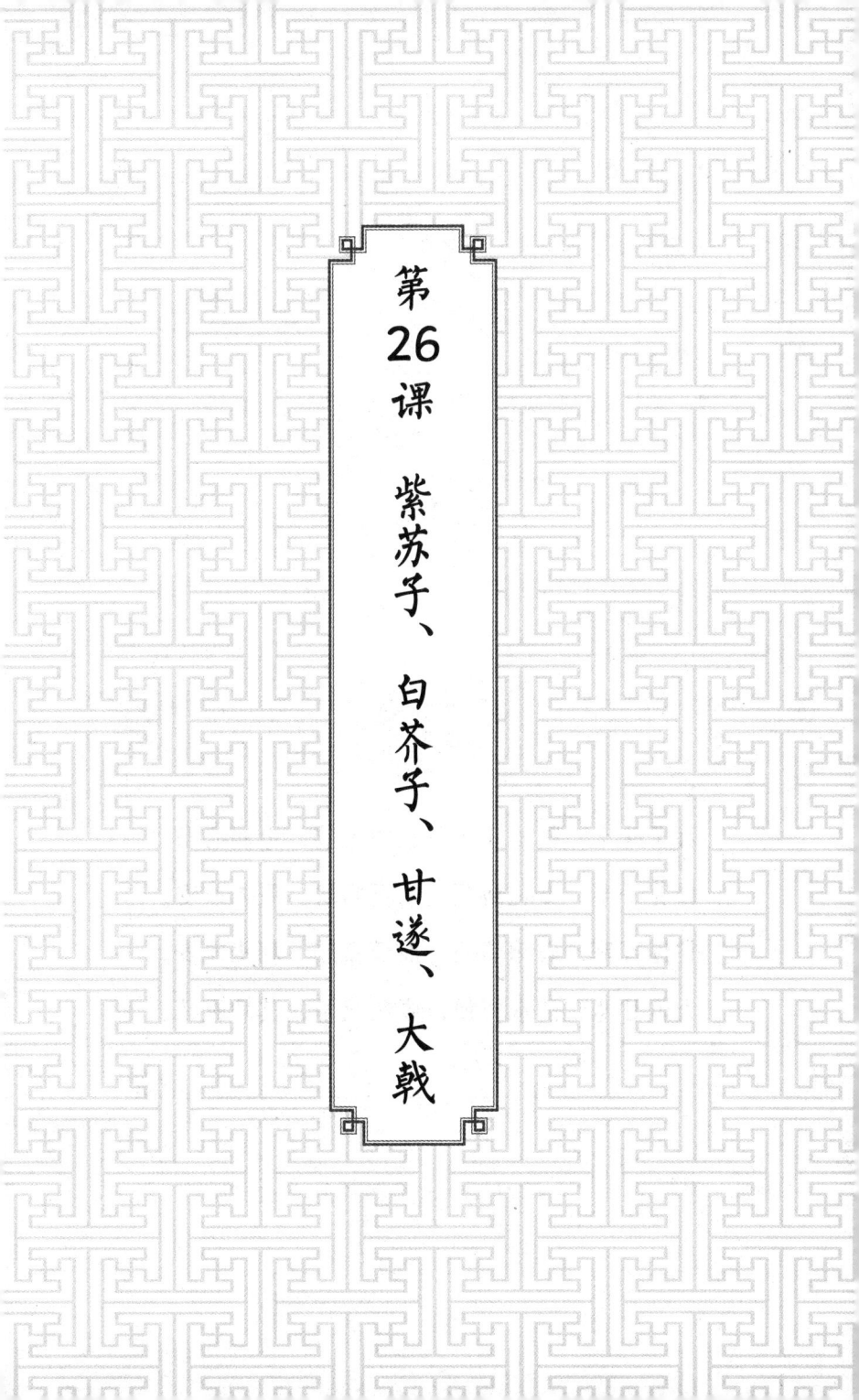

第26课 紫苏子、白芥子、甘遂、大戟

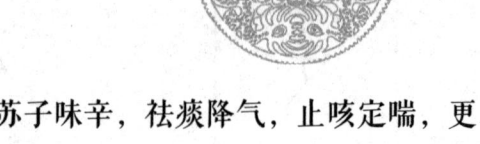

苏子味辛，祛痰降气，止咳定喘，更润心肺。
白芥子辛，专化胁痰，疟蒸痞块，服之能安。
甘遂苦寒，破癥消痰，面浮蛊胀，利水能安。
大戟甘寒，消水利便，腹胀癥坚，其功瞑眩。

11月30日

晴

湖心亭公园

好!《药性歌括四百味》,今天讲哪四味?

讲课之前,先说说我们昨天去收葫芦茶。

我从你们昨天干活时的干劲就能看出来每个人的潜力。到后来,我发现你们有些人体力跟不上,有些人则袖手旁观。其实,劳作体现的也是一种魄力和勇气。我认为,一个人知识和才学都不如魄力、勇气重要。

如果把知识和才学比喻成这河里的沙,你可以拥有整个河的沙,但如果没有代表魄力和勇气的钢筋和水泥,就凝集不出让人仰望的高度。

很多人拥有知识和才学,学历很高,但是做人缺乏魄力和勇气,很难受到大家的敬仰。有些人识字不多,读的书也不多,但是却能为人所敬仰。

我昨天路过村民家进去喝水的时候，刚好看到电视在播《六祖慧能传》。慧能大师逃到猎人队伍，他勇于担当，舍生忘死，为法忘躯，猎人们对他肃然起敬。

所以干活的时候，要么就站在那里喝水，要么就挥动镰刀不断地砍，练你的耐力和勇气，但不要闲在那里。

紫苏子味辛。紫苏的种子现在可以采收了，我们已经采收了一大批，明年可以播种。

紫苏子祛痰降气，治疗痰气留在胸中，喘、咳等。

我治疗过一位八十高龄的老人，咳痰、喘，严重到晚上睡不着觉。我看他舌苔偏白，这是脾虚，痰湿重，就用四君子加三子养亲汤，三子就是紫苏子、白芥子、莱菔子，专用于老年人痰多，咳嗽喘逆。

服药后，老人表示当晚就觉得痰少一半，吃了十剂左右，晚上咳痰喘消失了。家里人很高兴，老人晚上不用起来,也不会再吵到其他人。

这就是紫苏子祛痰降气的功效,气降则痰降。

止咳定喘。中老年人哮喘、痰多,常用苏子降气汤。

更润心肺。紫苏子还能润心肺,心与小肠相表里,肺与大肠相表里,心肺润则肠道润。

紫苏子可以与麻子仁共同捣烂用来煮粥,专治中老年人肠燥便秘。

广西巴马地区有很多高寿老人,当地经济并不发达,当地人的生活也很清贫,可见长寿和健康与钱财的关系不大。

老人们平时就吃自己种的粗粮,喝的是山泉水,肉类很少吃,常用紫苏子、麻子仁等捣碎后煮粥吃。

若要长生,肠中常清,若要不死,肠中无滓。可见,长寿和健康要合自然之道。

血至清则无病,水至净则无鱼。紫苏子和麻子仁一起捣烂可以治疗肠燥便秘,是因为凡是仁类药皆润,诸子皆降,所以这是一个降润组合。

紫苏子降肺气，麻子仁润肠气，搭配在一起能够从咽喉、心肺一直降润到大肠。

当我们觉得自行车或者机器使用起来滞涩不通时，就要加点机油，也是这个道理。

有一位七十多岁的老人，长期大便不顺畅，艰涩难出，用常见的大黄、番泻叶效果不理想。

因为他平时痰多，我建议加一些紫菀、紫苏子，于是大便就顺畅了。可见，肺气一降肠气就通，好像我们上天一下雨，那地上河流就通，久旱无雨的时候，河流都会闭结。

有学者研究紫苏子油还可以降血脂，润滑血管，所以这味药要充分的应用。

我上次提到母亲河龙江，千百年来受五经富人敬仰。龙江水既可以给人饮用，还可以洗衣服、浇菜，而且千百年来没有断流。这条龙江水对当地人的帮助，生生世世，源源不断。

偶尔帮人一两次不值一提，能一直坚持利他才真的会获得大敬仰。这也是我们坚持义诊的原因。刮风下雨，数九隆冬不间断。岁寒，然后知松柏之后凋也。

与世无争就节约了神，与人无争就节约了精。节约有在相上节约，也有在心上节约。在心上节约，精气神不内耗、不暗耗、不较劲、不拧巴。

白芥子辛。白芥子的味道强烈，这种辛通上彻下，用一个字来形容白芥子叫锐。

锐，就是锐利，像钢刀一样可以迅速化开黏膜里的痰垢。

专化胁痰。胁肋部的痰，中医学称为皮里膜外之痰。胸闷痞满，痰化不开，这时就要请出白芥子。

疟蒸痞块。疟疾导致身体产生的痞结包块，要用到白芥子来做"开路先锋"。

曾经有一位脂肪瘤患者，连他的手上都是一粒一粒的脂肪瘤。脂肪瘤就是痰浊塞堵，于是我用二陈汤、三子养亲汤，再配合丹参、石菖蒲、皂角刺活血破积。患者吃了三十多剂药，瘤结居然消掉了。

他高兴地称赞我说：以前那些医生没有一个

行的，就你这个方子有效。我说：不，你说错了，我们就好像在一起踢球，以前那些医生一直踢，刚好传到我这里，我临门一脚，球就进了。

《大医精诚》讲，孙思邈觉得最无药可救的一种人，就是治好一个患者就昂头戴面，趾高气扬。

凡是人走路踢到脚，都是不谦虚的表现。扭到脚或踢到脚，气上亢，不内敛。真谦虚的人一般不会伤到脚，因为他的气会往下走。

所有伤到脚的人都是因为慌不择路，或者着急，或者火气在心脑上。

服之能安。白芥子散专治痰结引起的关节麻木不利，服用后可身安体壮。

白芥子散中有活血的没药，行气的木香，化痰的白芥子，温阳的肉桂心，还有木鳖子。

白芥子还有一个重要功用，就是用于阴疽流注。

山里有一个樵夫，他的烂疮像地里的坑洼一样陷下去，创口周围是淡白色甚至带点灰褐色。

这是因为阳气不足，要用阳和汤。

阳春布德泽，万物生光辉。

阳和汤可以让身体的五脏六腑充满一团阳气。阳生阴长，新肉才能长出来。我又在方中加了北黄芪、党参、枸杞子一类补气血生津药。

津液满壮，樵夫的伤口半个月就愈合了，后来只留下一条浅浅的疤。

如果痘疮、痘印陷下去，不是红色而是发灰暗则为阴。红黄要清热，灰暗要温阳。

我们那天去挖姜，我发现天地间充满着大道理。去年一斤姜能卖到两块钱，姜农不想卖，想抬高价，结果留到今年全烂了。

十斤里烂掉八九斤，剩下不到一二斤。我立刻托物言志地想到，姜能发散风寒，能健胃消食，如果不及时卖掉，最终毫无价值。

有聪明才智的人太多了，但是如果他们不及时利他，在那里囤积积聚，迟迟不出手，想要待价而沽，最后都会烂在土里。

上次有药厂的朋友过来，建议我们修建养生

园专门提供高端服务，然后再做些成药，收取昂贵的医疗费。

我却想，利他的举动不要等，现在就要做。纵你身怀绝技，饶你学富五车，若不帮人及时，烂在肚里谁知？

很多人说我生不逢时，怀才不遇。我却认为没有怀才不遇，不能学以致用，便是学而无用。

所以，你们在这里学到什么不重要，有没有利他、帮人、济世的情怀最重要。有这个情怀，你就有领导的气象，没有这个情怀，你学万般技巧，充其量只是一个干事。

甘遂苦寒。苦寒的甘遂能破癥消痰，癥瘕积聚严重的，如包块等，要用到甘遂。

单味甘遂炼蜜为丸或研成粉剂，专治二便不通，热结便秘。

甘遂专祛胸胁之痰。《伤寒论》有十枣汤，甘遂、大戟、芫花三味药加大枣，专涤荡胸中顽痰。再厉害的顽痰碰到甘遂，就像灰垢碰到钢刷一样，被清理得很干净。

患者如有顽痰堵在胸而迷乱发狂，用甘遂配合朱砂研粉冲服，可以治疗狂躁症，涌吐痰涎。

面浮蛊胀。面部有浮肿，腹中有蛊胀，表明身体中有实热，可用舟车丸，方中甘遂配合牵牛子，专门开通人体六腑。

利水能安。甘遂可针对水热结在胸中，如大陷胸汤，方中有甘遂、大黄、芒硝。

甘遂药性烈，除非对治一些恶症、大症，否则我们不轻易用。

我们讲大戟之前，先来讲一下人的记忆力。

有一位妈妈平时容易健忘。她的孩子回来交代了好几件事情，她却一件都没有忘掉。轻描淡写的几句话她居然记得那么清楚，为什么？

我就想，你在意，就有好的记忆；不在意，就记不住。所以，我觉得学医不只靠老师讲授，靠读古籍医书，也不是拼年龄，更拼的是欢喜和热爱。

三分钟热情和持久的热爱不一样！三分钟热情的人，最多只能成为一个医工。若持久的热爱才可能成为宗师，沉迷于所在的行业，那是一辈子的事。

所以，学到痴迷，除了学医外其他都不知，这种学习状态最厉害。

蒲松龄讲过，书痴者文必工，技痴者术必良。世间能成就者，无不由痴所知。学到两耳不闻身外事，学到三年不窥园，学到风声雨声不闻。下面回到正题。

大戟甘寒。它是猛烈的泻下逐水药。如瘀血堵塞腑中、肝硬化腹水，腹部臌胀，只要用两三克大戟加牵牛子、木香研成粉，服用后均见效。

有些人为了防止大戟的过烈药性，会加到猪肾中煨熟后服用。例如，十枣汤中加入大枣，就是防止虎狼之药伤胃，所以应用时需注意。

我们今天讲的甘遂、大戟都是虎狼之药。虎狼好不好呢？

牛羊之药，在于温顺，可以持久。虎狼之药，在于威慑，干劲十足。犹如一个国家，既要有文臣也要有武将，既要有猛烈的干劲，又要有平和的耐力。

所以你们在农场里修炼的猛烈干劲不可少，持久的耐力不可无。

有些人很猛烈，一下午就弄坏了几把锄头，这叫粗猛。有些人很有耐力，一根草一根草的割，一下午割不了两把草，这也不行。

我们既要像兔子一样快，又要像乌龟一样有耐力。具有这两种品质，必定是人中豪杰。

大戟甘寒，可以消水利便，腹胀癥坚，其攻瞑眩。也就是说，吃了大戟后，腹中的淤积物能够排出。如果服后有晕船一样的感觉，头晕目眩，有可能用量稍大，身体一时无法承受。

其实，这正是将糟粕排出体外的过程，就像扫地一样，灰尘满天。这时候要坚持住，忍着灰尘打扫彻底。

人最怕的就是改掉恶习的过程，恶习起来反抗，你就放弃了。拼命干活的时候，手酸累就停下来，说明你正在被恶习降服，要咬紧牙继续坚持，彻底降服恶习。

没有一种改变可以让你轻轻松松,没有痛苦。而这种痛苦是暂时的,它会换来长久的舒服和痛快。

好！今天就分享到这里，更多精彩在明天。

第27课 芫花、商陆、海藻、牵牛

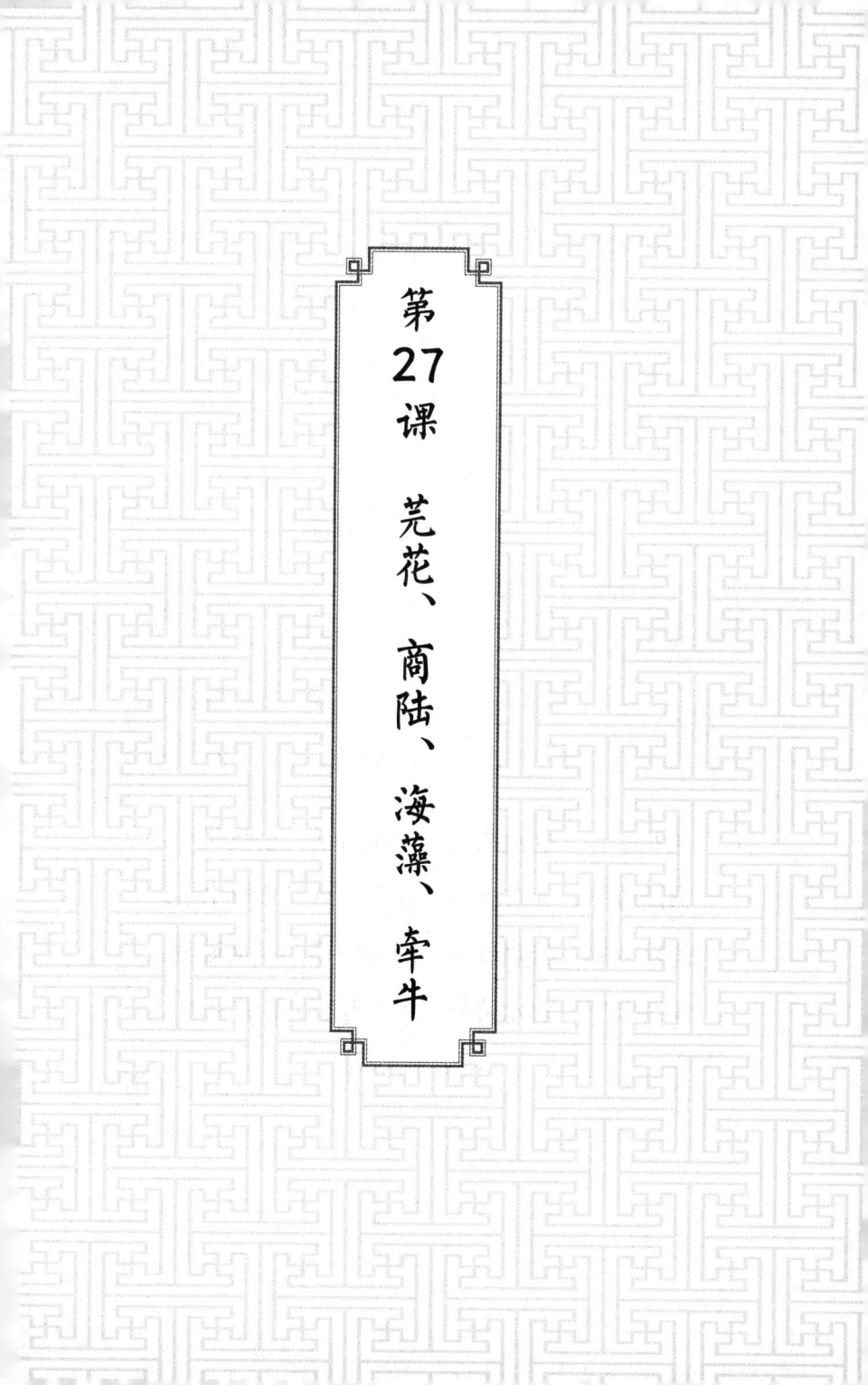

芫花寒苦，能消胀蛊，利水泻湿，止咳痰吐。
商陆苦寒，赤白各异，赤者消风，白利水气。
海藻咸寒，消瘿散疬，除胀破癥，利水通闭。
牵牛苦寒，利水消肿，蛊胀痃癖，散滞除壅。

12年1日

晴

湖心亭公园

好！《药性歌括四百味》，今天讲哪四味？

我以前读过一本李克绍先生的书，老先生善用一味药，药店买不到，药房不给抓。这个药只能自己配，而且不是大勇大智之人不敢轻易用，大勇才敢去担风险，大智才会灵活使用。

李克绍先生遇到一位舌头长脓肿的四岁患儿，医院表示需要动手术但手术难度大。李老先生就配了这味药给患儿，还没吃到十克病就痊愈了。

另有一位患者膝关节长了脓疱囊肿，老先生用了同一味药，吃完囊肿居然消退了。

还有一个胸肋间有积水的患者，医院给他抽了积水，但病情反反复复。老先生依然让他吃这味药，吃完以后身体恢复到正常。这个药方就叫控涎丹，由大戟、甘遂、白芥子组成，可以排出身体中的痰涎、水气、水液。

李克绍先生用这个方子治愈了大量疑难怪症患者。

控涎丹只有三味药，而且剂量很小，都是零点几克，却有如此强大的力量。可见，你不要忽视一个微不足道的人，用得好，同样可以发挥无限的潜能。

芫花寒苦，是猛烈的逐水泻下药，同时开通二便。

舟车丸的舟是什么？舟就是船。人体哪个地方水液聚最多？膀胱。车就是道路，所以人体的空在肺，海在膀胱，陆地是整条消化道。

这三条就是海陆空，舟车丸通陆地、海洋，让陆地海洋通畅，让舟可以航行，车可以行驶。

身体水肿满肾排不出去，腹胀满，就可以用舟车丸。

能消胀蛊。芫花加雄黄研成细粉，用醋调服，能排出腹中虫积。

利水泻湿。芫花可以排出身体中多余的水汽,如十枣汤、舟车丸,都是痰水凝结的良方。

止咳痰吐。肠满痰浊要治肠和膀胱,因为肠与肺相表里,而膀胱是水之下游,故用芫花排水,称为脏邪还腑治法。

心脏病、咳喘等要用二陈汤,可以配火麻仁、车前子,通利胱肠过后心脏压力就减轻。

我为了今天讲控涎丹,骑车到上车村,寻找药方和案例,又赶紧骑回来。

兴哥问:用得着这样辛苦折腾吗?我说:不折腾会更辛苦,我过去找到了线索,心里就舒服了。

人不因为辛苦而放弃,才有可能因为达成这件事而快乐。例如,我们要想有好的睡眠,不是去寻找天底下最好的枕头,而是去追求睡好觉的功夫。

睡好觉的功夫比最好的枕头更重要。保证你能睡好觉的枕头不一定有,但是你的睡觉功夫提高了,却可以让你一夜安眠。

所以,我说良药就像枕头,而枕头担保不了,它只能作为辅助，但绝对不是主要因素。身体好坏的关键还在于患者自身。

商陆苦寒。商陆性味苦寒。

赤白各异。白者可以内服泻水利湿；红者一般用于外敷。商陆能驱逐这些疮痈肿毒，赤者消风，白利水气。

我跟随老师学医的时候，脚部水肿的患者，可用商陆煮水熏泡；疮痈肿毒者，可将商陆捣烂加一些盐敷在上面。

有一方为疏凿饮子专门治疗水肿、二便不通，疏即疏通膀胱，凿就是凿开大肠。

中老年人肝硬化腹水，腹部臌胀，可以用它来治疗。糯米煮粥加商陆，甚至可以加鲤鱼，用糯米补正，商陆攻水，可以挽救一些肝硬化腹水的患者。

那一天森哥说，他做什么事情，家里人都不配合。

我告诉他，人身强体壮的时候，别人争相模仿，人微言轻的时候，讲的话就没人肯听。这时候更要加强你的修学,加强你的锻炼,加强你的特训,而不是抱怨别人。

海藻咸寒,消瘿散疬。海藻味咸能软坚,如治疗瘰疬结核,可用海藻、僵蚕。海藻和僵蚕研粉,用白梅煎汤炼成丸,梅酸能收,便可消瘿散疬。

除胀破癥。治疗癥瘕积聚,可用海藻散坚丸,方中有海藻、昆布、龙胆和小麦,专治瘰疬瘿瘤结块。

有一位中学化学老师,咽喉部有结块,吞吐不利索。我给他用四逆散、消瘰丸加海藻、昆布。

消瘰丸是玄参、贝母、牡蛎三味药,专门治疗咽喉周围的结块。他吃了近一个月,结节小到基本摸不到。可见,海藻是咸寒软坚的代表。

利水通闭。脚气水肿,也可以用海藻。我们知道藻类生活在水里,还会随着水晃来晃去。

海藻和泽泻、茯苓等都具有利水消肿之功。你们平时可以用海带、海藻凉拌,吃了以后脚气水肿会减轻。

我们继续看。学医必须要明白医理,医理是

什么?

太极阴阳鱼升降循环,它可以代表任何事物,阳光之中也有危机,阴暗之中也有希望。

例如,白天的危机就是黑暗即将来临,黑暗的危机是黎明的曙光到来。

我当年跟随老师去全国各地参访的时候,遇到过一位徐老先生。老师当时穿着粗布衣服,穿着拖鞋,徐老先生的家人看不起他,爱搭不理。他们看我这几天都在徐老先生那里学习,而且做很多记录,以为我在那里偷师。

他们说,老先生的学问不外传,你们这些江湖骗子就是来偷东西的,然后拿到外面去骗钱。你们赶紧走吧,这里不接纳你们。

就这样过了两三天,我感叹老先生的学识和经验是宝,就这样走了太可惜。于是,我走之前将记录的内容撰写成四五篇文章,发到网上。此后,全国各地的患者都来到老先生那里求诊。

等我回到广东,他的弟子发消息告诉我,老先生很怀念我,希望我能够继续整理他的学问和经验。

由此可见，你必须在别人误解委屈你、看不起你的时候，照样保有那股勇气。学医者更要有这份自信，它在面对疾病和苦难的时候，显得尤为重要。

我们当地有两个嫂子，她们一起到山里打柴，突然遇到一只老虎就要扑过来，她们手里只有打柴的扁担。

她们不退反进，两个人用扁担同时扎向老虎。那老虎被扎伤后落荒而逃，两个女人勇敢得很。

同理，勇气和自信在治病过程中尤为关键。即使打不过也不要怕他，这个很重要。

如果缺失自信，就如同丧家之犬，自信足够的时候啊，最后不一定谁沾谁的光。

我最希望看到的，不是你们来沾老师的光，而是以后老师沾你们的光，所以努力找到自己的光源吧。

牵牛苦寒。牵牛子性味苦寒，可利水消肿。我告诉大家一个非常好的方子，专治小儿积滞。

牵牛子又叫黑丑、白丑。二丑粉炒香后研粉，专治小儿不思饮食又发热、食积。每次抓一小撮泡水，或者加点糖饮用，口感更好。

小儿一吃下去，能排出黑色黏质的大便，随即热退食欲恢复。我的老师每年要用这个方子治疗几十例食积发热的患儿。

牵牛子不仅能利水消肿，还可以通肠去积。

下面是任之堂余老师使用二丑粉的经验。

很多人担心二丑有毒，使用不当会中毒，其实二丑的毒性主要在它的皮上，通过特殊的加工方法，自然就无毒了，那么如何加工呢？这个问题我在《医间道》书中有详细的描述，现转载如下。

取牵牛子1000克，小火炒焦黄后，研成细粉，边研边过细筛，1000克只取600克左右初粉，剩余400克尾粉不用。

用法：药粉3～5克与白砂糖（红糖也可以）拌匀后加少量开水调匀，形如芝麻糊一般，味道香甜，令患儿嚼服。

我每年使用不下于100人次，几年来使用数百人，未见一例中毒，使用时把握好一个原则，即"中病即止"。患者服药后出现腹泻，即不再继续服用。

——节录自《万病从根治》

蛊胀痃癖。腹中蛊胀要用舟车丸，方中就有牵牛子。

散滞除壅。有些人腹中的水汽很重，患病日久者还要加小茴香。小茴香与牵牛子研末，用姜汤送服。

有一位老阿婆，脚穿三双袜子都不觉得暖和，不敢出家门，盖两三层被子，脚也肿，腹部也肿。

我用艾叶、生姜、川椒三样煮浓水来让她泡脚，再内服牵牛子、小茴香制成的粉剂。三天后，老阿婆排出大量的痰水，居然能走上四五公里，肿胀消得干干净净，再也不用穿三双袜子。

这个案例中除了散滞除壅的牵牛子，也少不了艾叶、生姜和胡椒。

冬天脚发凉，腹部胀气不通，可以煮一盆生姜、胡椒、艾叶水泡脚，改用川椒也行，更便宜。那真是富人吃药，穷人泡脚，不仅舒服，还能增强身体的吸收功能。

好！今天就分享到这里，更多精彩在明天。

第28课 葶苈子、瞿麦、三棱、五灵脂

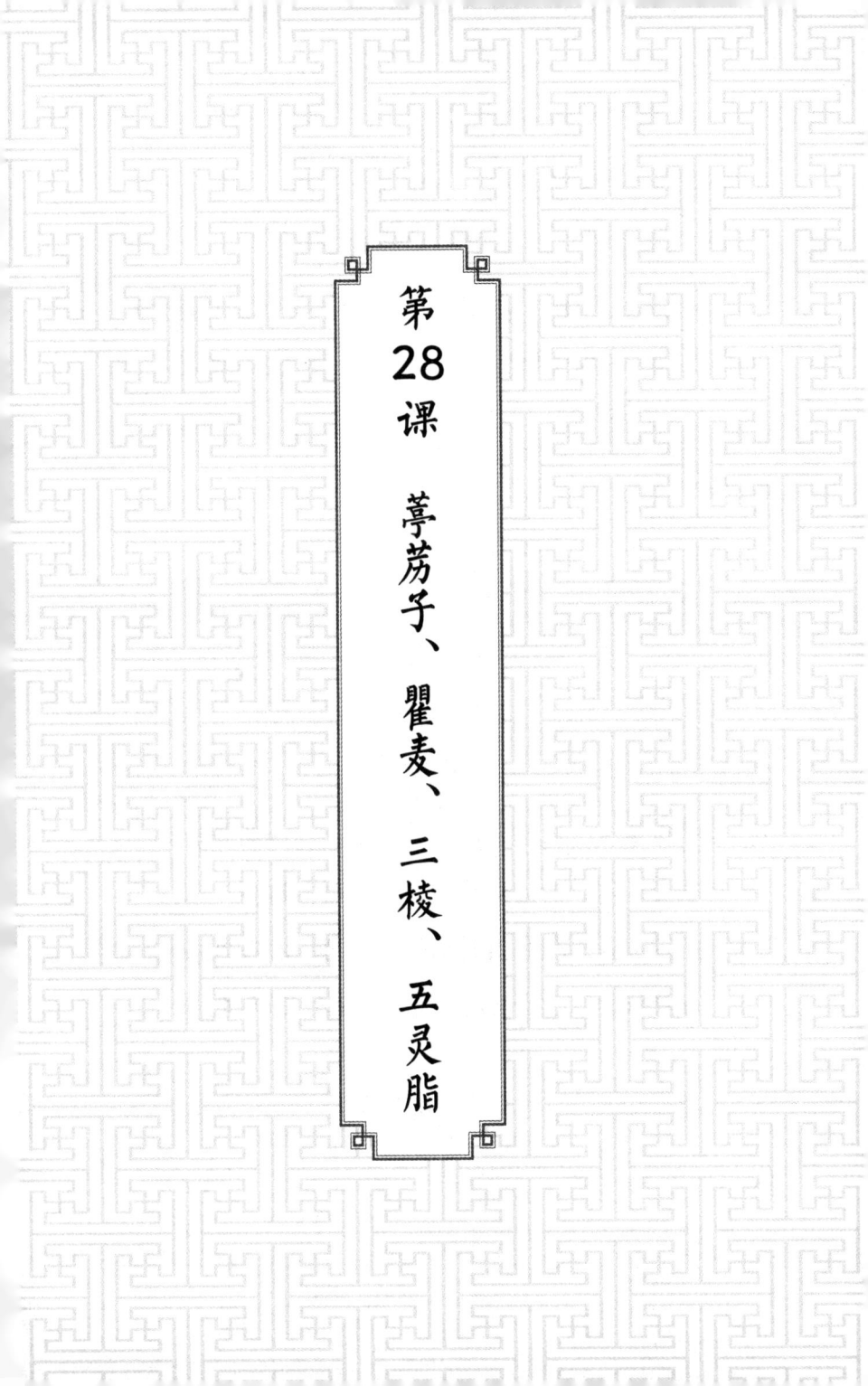

葶苈辛苦，利水消肿，痰咳癥瘕，治喘肺痈。
瞿麦苦寒，专治淋病，且能堕胎，通经立应。
三棱味苦，利血消癖，气滞作痛，虚者当忌。
五灵味甘，血滞腹痛，止血用炒，行血用生。

12月2日

晴

湖心亭公园

好！《药性歌括四百味》，今天讲哪四味？

那天我的自行车车胎没气了，我就推着车走，骑都不敢骑，为何呢？因为车胎没气还骑，胎会被磨坏。

有位患者问我：曾老师，别人都说跑步好，我现在跑得两个膝关节痛得不得了。我说：胎漏不骑车，气虚不跑步。

如果你已经气虚，要多休息，养足气再去，因为运动锻炼也需要精气神。盲目疲劳地去练叫折腾，叫劳累；如果你精气神饱满地去练，那就叫劳动，叫习劳。

所以，习劳和劳累是两回事，不要混为一谈。并不是跑步不好，是你的身体不好。

又有一位患者问我：别人都说水果好，为什么我一吃香蕉胃就痛？我说：火少不煮水，胃寒要远离凉果。

火力不够，冰水是煮不热的；胃寒，很难消化凉果。不是水果不好，而是体虚、身寒胃冷之人，应该暂时少吃。

有一次，昆哥游泳回来后关节僵硬痛，很不舒服。他不解，不是说游泳很好吗？怎么我游完关节痹痛。我笑着说：体虚不打铁，身寒不游泳。

已经体寒还泡在水里，叫雪上加霜。所以世间的运动、食物等，没有绝对的好坏，体质虚的时候就要注意。

古人讲，凡是大饥、大渴、大疲劳者，切莫大吃大喝、大运动，这一点很重要。

葶苈辛苦。葶苈子辛散，能够开结行水，苦寒降下，祛痰利小便。

血阻在胸肺，痰饮留于体内，可以用葶苈子，它能够利水消肿。葶苈大枣泻肺汤，就是用泻肺水的葶苈子配大枣两味药，用于痰涎壅盛、咳嗽喘满，效果很好。

痰咳癥瘕。葶苈子可治疗肺中肿满的实证，如果是虚证就要少用。实证肺中脓痰堵塞，甚至胸胁积水，葶苈子、大枣就可以用，让胸水快速地走肠胃和膀胱。

葶苈子利水消肿，用于腹水效果也好。张仲景有个方子叫己椒苈黄丸，防己、椒目、葶苈子和大黄，葶苈子走水道，大黄走谷道。

其实健康就一句话，清气上扬，浊气下降；水走膀胱，食走大肠。

葶苈子能让周身的浊水通过膀胱排出体外。大黄能让身体的残渣、宿食、积滞通过大肠排出体外。所以清利胱肠有两个表法。

葶苈子可以用于胸部郁结所致的咳嗽、喘，肺部痈结，癥瘕积聚。

那天我们穿山越岭三十公里，回来后还意犹未尽。但是，有人走到半途就觉得累，我们走一整天还斗志昂扬。有人在跑步机上跑半小时就觉得累。为什么呢？我觉得这和喜不喜欢关系很大。

意悦不累，乐此不疲。一个人热爱运动锻炼，那就不知疲倦；如果不热爱，就很容易疲劳。

所以我们讲，生命不仅在于运动，更在于快乐的运动。找到你喜欢的方式，然后坚持去做。同样是大穿越，喜欢就叫锻炼，不喜欢、勉强去，那就是劳累。

什么叫淋病？膀胱炎、尿道炎、小便淋沥涩痛。尿短赤，甚至尿沙石、尿血，都可以应用萹蓄和瞿麦这组药对，还可以加车前草、滑石，那就是治疗尿道炎的专方。

常有一些工人干活忘了喝水，身体消耗大量水分，尿黄赤痛，很不舒服。萹蓄、瞿麦、车前子、滑石几味利尿药各10～15克，一喝下去，黄赤的尿就变清稀，色赤不通、疼痛即可以痊愈。

且能堕胎，通经立应。这类利水、利尿药平时要少吃，因为利尿过多，会伤肾、伤元气。

有一位结石患者，天天服用利水药，吃到后来讲话都没力气，吃饭也没胃口。我让他立刻停药，寒凉已经伤肾伤胃，又让他用红参煮水，吃了三天以后就恢复过来。

所以，凡服食这些利尿、利水药，会以伤元气为代价，一般服用三五天，中病即止，如果长期服用就加一些扶正药。它的堕胎功效，堕的是人体的元气、胎气、腹中之气。

正因为瞿麦的利水效果明显，所以还有一个功效是通经立应，通的是月经。如果妇人月经不调、经水闭塞，就用瞿麦配一些活血药，瞿麦是利水药，怎么能治疗月经不通呢？

因为血不利则为水。瘀血日久，局部的水也代谢不了。所以用活血的丹参、泽兰、益母草，配利水的萹蓄、瞿麦，是治疗瘀血痛经、闭经的良方。

治疗结石、尿道炎的名方八正散中就有瞿麦。

昨天，我看润雅把锄头用得和我的铲子一样光亮。我们的锄头刚拿来的时候锈迹斑斑，就像身体中的骨垢、骨刺一样，既难看又疼痛。

锄头用了几个月以后，光亮得可以当镜子用。所以刀不磨不亮，人不练不壮。用锄头挖土看似辛苦，但却使它更加伶俐灵活。我们的人体也是，之所以愚笨，是因为锻炼得少。

锄头练多了会灵光，人不练怎么会健康？人不练，心智就会迟钝；锄头不用，就会被铁锈给蒙住。人不锻炼，吃进的食物产生的痰湿，就会蒙蔽心志心窍。

所以我说，天底下只有一种人没智慧，那就是懒人。

那天金宝问我，怎么把文章写好。我说不怕脑筋笨，就怕不勤奋。你看那么笨拙还生锈的锄头，可以被人用得亮堂堂。

我们曾公有句话叫，精神越用越出，智慧越苦越明。苦，一是心志苦，二是习劳苦，智慧就会很明亮、明达。

好！我们来看，有一味药就是专门可以洗涤血垢和气滞积滞，这味药是三棱。

三棱味苦。三棱苦辛，苦能泻，辛能散，所以能泻散胸腹瘀血。

利血消癖。三棱专门治疗妇人瘀血经闭。治

疗血积经闭有三棱丸，以三棱、莪术为主，配合一些常见的活血药，如川芎、当归，用于血瘀、气结经闭。

气滞作痛。治疗饮食积滞在腹疼痛，也有一个三棱煎，就是三棱、莪术配上消食化积的青皮、麦芽、神曲、半夏这六味药。

不论大人、孩子或老人，饱食后腹部胀满，可用三棱煎一两剂服下，食物会消得干干净净。

张锡纯很喜欢把黄芪、党参与三棱、莪术配在一起，其中十全育真汤的治疗思路十分巧妙。把疏通经络、行气、破气之药与补气之药配在一起，连补带消。既补益，又促进消化，又不会上火，元气又足。

上次碰到一位癌症患者，吃不下东西，人参、黄芪吃下去也消纳不了。我在人参、黄芪的基础上加上三棱、莪术、陈皮、麦芽。一吃下去就能增加食欲。

所以说人虚累，光靠补是不够的，还要行气。

昨天，我把玉米地又翻了一次，叫润雅和婉

婷一起种小菜。润雅说，土这么松，种子一下就种下去了，然后再加肥料种出来的菜就很甜。

人一定要肌肉松通，脾胃不能板结，吃进去的营养就能消化得很彻底。

糖尿病血脂高的患者，多因为平时运动量少，而且吃的肥甘厚味拥堵在那里。这时要少点黏腻、高营养的食物，多运动，让肌肉松通，能消化吸收得更快。

管住嘴就不会吃撑，迈开腿就能助消化。这就是所有患者的一条养生通鉴，对于谁都有帮助。观察大自然，能够指导我们怎么养生。

虚者当忌。体虚的人用药要有忌讳，通常需要加益气药。

灵脂味甘。五灵脂是飞鼠的粪便，专走浊道，可以排出腹中瘀血。治疗瘀血痛经，蒲黄、五灵脂是特效药。

有个女孩痛经得很厉害，我们给她抓了蒲黄、五灵脂一吃就好了，对于血滞腹痛效果很好。

止血药炒用，行血生用。妇人崩漏，出现瘀

血块、腹痛等，用一味五灵脂炒成粉末，服后可止血。妇人月经行血不畅，有瘀血块，就要用生的五灵脂。

五灵脂还有一个妙用，就是治疗蜈蚣、蛇虫等咬伤，用粉末调酒敷在伤口上，可消除肿伤。

好！今天就分享到这里，更多精彩在明天。

第29课 干漆、蒲黄、苏木、桃仁

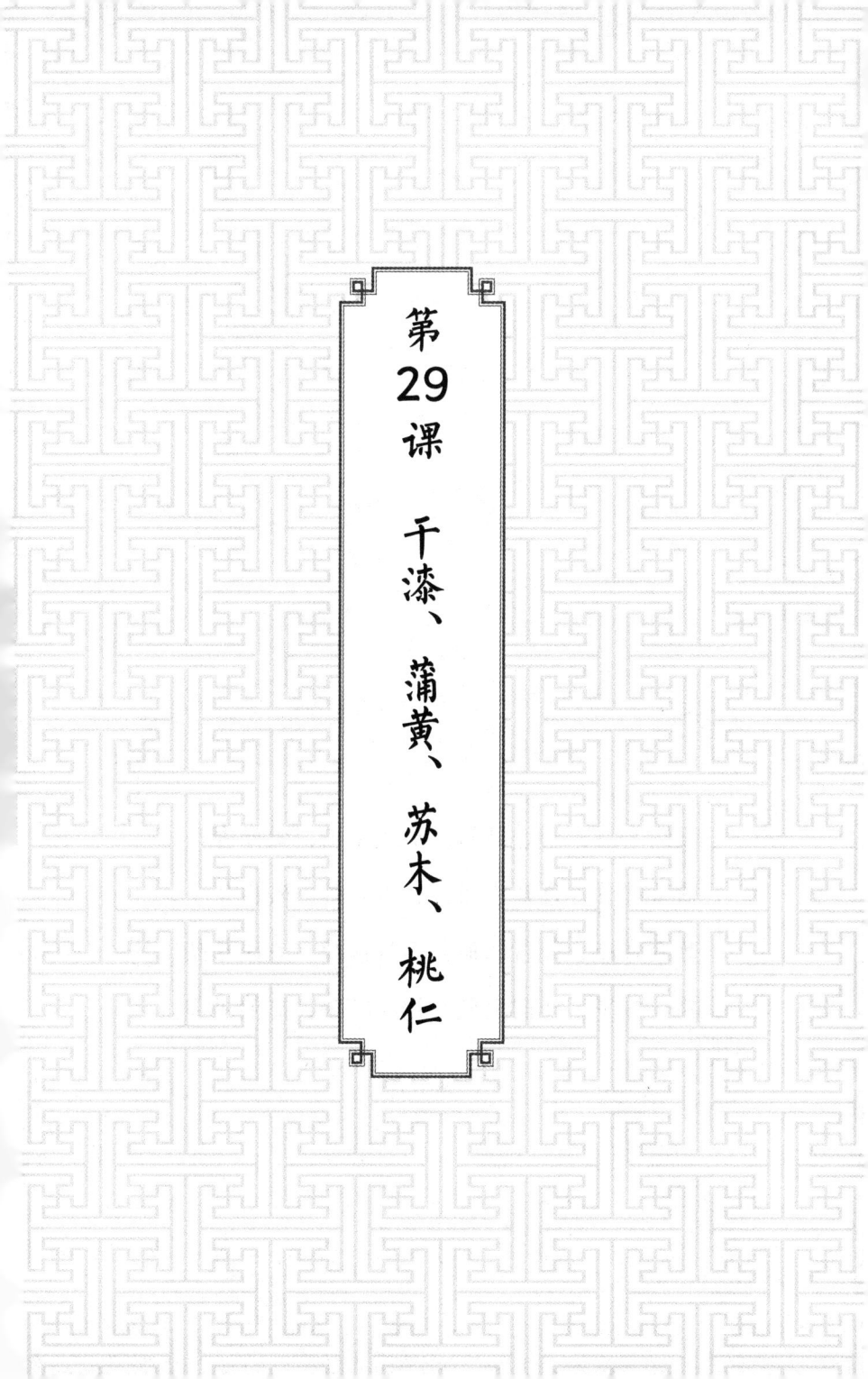

干漆辛温，通经破瘕，追积杀虫，效如奔马。
蒲黄味甘，逐瘀止崩，止血须炒，破血用生。
苏木甘咸，能行积血，产后血经，兼医仆跌。
桃仁甘平，能润大肠，通经破瘀，血瘕堪尝。

12月3日

晴

湖心亭公园

好!《药性歌括四百味》,今天讲哪四味?

我讲《药性歌括四百味》,其实有不少药我完全没有使用过。

有个谚语说,瞎子点灯——白费蜡。我倒觉得,瞎子点灯照样可以照亮他人。你即使不懂,拿着圣贤的火炬,也可以帮助别人醒悟。

干漆辛温。干漆有小毒,能通经破瘀,主治癥瘕积聚瘀血。瘀血堵塞可见唇乌暗,面暗黑,舌下静脉怒张,脉象滞涩,这几个都是身体瘀血堵滞的特点。

我遇到过上述症状的一位妇人,医书上说,如轻刀刮竹。我说:你体内有瘀血。她告诉我,她有子宫肌瘤、瘀血、瘀滞。

我给她用桂枝茯苓丸加四逆散，行气破瘀。当时我并没有用干漆，但辨治思路是一样的。有这些逐瘀血下行之药，月经调畅以后肌瘤就缩小了。

追积杀虫。干漆可以治疗虫积腹痛，常配合槟榔下虫积。

效如奔马。干漆的效果像奔马那么快速。如妇人瘀血闭经，甚至时时发热，用干漆、熟地黄的汁煎水调和成丸，用行气血的酒送服。这就是单味的通经丸。

为何我们这个时代瘀血患者越来越多？第一个原因是受凉；第二个原因是运动少、熬夜。人体内能量不足，无法推动血液运行，就瘀在体内。

有个患者以前一百五六十斤，现在一百二十斤。当时我给她用了各类消积祛瘀的药，都不见效。后来我看了很多医书，就用黄芪、牛大力、党参等补气血，再加活血化瘀。

她服用了几个月后，体重就减下来几十斤。所以减肥要祛除瘀滞，但首先要增强气血能量。

这就好像发大水，淤泥被冲到下游。人的气

血能量不够,那些瘀血在体内就推不动。所以她感叹,中医原来这么神奇!

好,我们再接着看。那天我们入山采药,居然在枯木丛中发现一朵灵芝。谁说岭南没有奇药?枯木中有灵芝,不缺奇药,缺的是慧眼。其实,每一味药物都有它的特别之处。

我们昨天讲,药性和人性一样,药有霸道药、王道药、补益药、泻下药。不能说霸道药、泻下药太猛,就不去用,而只用补益药、平和药。

乱世要用猛将,盛世要用良相。我们讲到干漆这味猛药,还有牵牛子、商陆、甘遂、大戟,都是猛霸之药,用得好也能成为精兵良将。

可见,药性里蕴含非常深刻的人生智慧。

大文豪韩愈旁通医道,他都认为这么猛霸的药可以用。

天底下没有庸才,只有不会练才、用才之人。牛溲、马勃、败鼓皮这么低微的草药,被人当作垃圾扔掉,医生居然可以把它变成宝。中医人先是发现药物,再炮制、训练药物,最后再使用药物。

昨天，最善于熬汤膏的朱老先生过来，他说汤膏药物要注重火候和熬法。我们以后会请他来给大家亲手炮制消积茶和熬风湿药膏，还有疮痈膏。

这些膏药最初就是普通的草草木木，最后成为能够疗愈疾病的良药。

每个人的成才都是由普普通通的小人物，成长为人皆敬仰羡慕的良才。所以，你们每个人不要怕出身低微、学识浅薄，要朝着光明的方向前进，提升自己的志向。

蒲黄味甘。蒲黄这味药味甘，但是它能破瘀血，逐瘀止崩。

有一位来自马来西亚的朋友，腹痛难忍，刺痛应属于瘀血。例如气滞胀痛，就用陈皮、厚朴、麦芽泡茶，喝完行气药就会排气，胀痛立刻缓解。

昨天朱老师一到田里就劳作。她说劳动比行气药还管用，排出浊气，呃气就没了。所以行气治疗胀气，化瘀治疗刺痛。

有些中老年人或者跌打伤的人，局部疼痛像针扎一样，就属于瘀血痛，用蒲黄粉3～5克，分两次用酒送服。平时身体有一些瘀血痛，可以将蒲黄、三七或者丹参研粉服用，服后血通痛止。

蒲黄还有一个神奇的功用，单味蒲黄粉治疗口腔溃疡效果非常好。

口腔溃疡烂嘴角，就用蒲黄研细粉，按在疮口上，上午按下午就好，它能够收疮，止痛止血。

止血须炒。蒲黄炒炭能够止血，如妇人崩漏，可服用炒蒲黄。血是红色的，血见黑则止。水能够克火，所以血见黑则止。止血用炒蒲黄。

如果要活血、破血，就要用生蒲黄，生用能破血通淋。

我们那天遇到一位尿路结石导致尿血的患者，怎么办？我说用车前草，其能够利小便，加蒲黄止血的效果更好。

普通的尿道涩痛用车前草；如果慢性尿道炎可用车前草加黄芪；如果是尿道炎尿血，车前草还要加蒲黄，能够活血、止血。

治疗一切痛证有一个方子，叫失笑散，为什么叫失笑散？

以前有一位患者胸胃痛得不得了，他找到医生，医生说：我看了这么久病都没看到一个笑的。

患者说：如果我笑了，就不用来找你了。

然后医生就随手从罐子里拿了药倒给他，他喝完突然就笑了，因为不痛了。

医生说：这个方子就叫失笑散。

失笑散可以帮你找回笑脸，这两味药就是蒲黄和五灵脂。

平时治疗一些瘀血痛、伤痛，可以把这两味药研粉放在罐子里，如果刺痛像针扎一样，可以调粉再配黄酒服用，则血行痛止。

还有一个治疗尿血涩痛的方子叫蒲黄散，有蒲黄、冬葵子、生地黄三味药，一个利水，一个止血，一个养阴。

年轻小伙子经常跟人打架，打完过后鼻青脸肿，痛得不得了。一味蒲黄粉末，用温酒送服，瘀肿就能很快消退。

如果是外伤出血，可以迅速喝自己或者孩子的小便，喝上一两碗下去，局部的伤可以缓解大半，这是第一招。

第二招,用蒲黄研粉配合海螵蛸,敷在伤口上,血就能止住,再内服三七粉、蒲黄粉,可以疗伤。

如此治疗,只要不是严重伤及脏腑,都可以慢慢恢复。

有一个小孩反复流鼻血,问怎么办?血热吐衄流鼻血,就用蒲黄、白茅根、栀子三味药,都可以治好。如果出血鲜红,还要加生地黄养阴;如果出血色淡或贫血,要加黄芪,因补气可以摄血。

我们再接着看,有人问脂肪肝怎么治?脂肪肝是不是吃油吃得多,酒精肝是不是喝酒喝得多得的?不一定,有些人他酒喝得多,饮食也油腻,但是性格爽朗,很少受委屈。

委屈窝囊的人即使吃素,时间久了也会得脂肪肝,肝脏都会板结。肝的好坏与饮食有一定关系,但不起决定作用;最重要的是与心情有关。

"肝"不开心,就会罢工。罢工以后,它制造出来的不是正品,而是次品,例如造成痰湿瘀堵。治疗脂肪肝不一定要治肝,疏肝解郁是大法。

我碰到一例脂肪肝、血脂偏高的患者，他吃了各类降脂药都无效。我说：你不开心吃什么药都没效。

疏肝解郁用四逆散再加何首乌、金银花一类，解毒又养阴的。我又叮嘱他早点睡觉，半个月下来，他的血脂降了下来，肝柔脾缓，气也少发了。

治疗脂肪肝、肝硬化，要调气机，气顺了，大病都可以化小；气如果不顺，委屈、窝囊的小病会变成大病。

苏木甘咸。苏木能行积血，是活血疗伤的奇效药。

有些妇人生完孩子后瘀血不行，腹痛难忍，又叫产后血晕。苏木和乳香两味药研粉，用酒送服，吃一次就好。

产后血经。产后瘀血引起月经不行，就用苏木。有个通经丸就是用苏木配合琥珀、五灵脂一类，效果很好。

苏木最厉害之用是兼医仆跌。如果家中小儿上树或爬桌子不慎摔倒在地，胸中气闷，脸色发黑，嘴唇乌暗，这时中医有个奇效药叫八厘散。

这个药粉只需取少许，一喝下去即能散瘀血，脸色由乌暗转为鲜红。八厘散用到苏木、红花、血竭、乳香、没药，功效活血化瘀，可以作为家中常备药。

有一个建筑工，其他的工人劳累后经常颈肩腰腿痛，他即使干双份活也不觉得累、不觉得苦，大家都问他有什么秘诀？

他说，有个老郎中告诉他，就用苏木、三七、乳香、没药研粉备用，淋雨、劳累、拉伤等，就取出一点用酒送服，晚上早早休息，第二天起来又生龙活虎。

我们再看，一个人不怕没人赏识，就怕没才华。

那天我们在垃圾堆看到一个锅，想拿回来放在田地里盖东西，结果还没拿就被别人捡走了。一个破锅，即使在垃圾堆也能够被人捡走。一个人只要有才华，根本不怕没人赏识。

所以，你们要做的就是拼命增长才华，而不是拼命求人赏识。

桃仁甘平。桃子可以吃，它里面的仁是大药，能润大肠。

我碰到一例扭伤的患者，他打篮球扭伤脚以后，大便三天不通，课没法上，书没法读，觉没法睡，翻来覆去。扭伤的位置已经用药敷了，大便还不通。

我告诉他，这是好事啊，因为扭伤以后造成局部伤痛，就会消耗大量的水分。所以疼痛的人容易口渴，需要补充水分，如果水不足就需要调动大肠的水来修复关节，故大便干结。

我让他用桃仁20克煮水，他上午喝，下午大便一通，浑身轻松。这叫胱肠通畅，浑身舒畅。人体局部的疼痛缓解，心情也不再烦躁。

桃仁这味药属于仁类药，凡仁皆润。这类药是油脂比较多比较滋润的，如核桃仁、花生仁、松子仁、柏子仁、薏苡仁，都是可以润肠通便的。

老年人肾虚，肠道大便不通，就用核桃仁；如果是平时大便不顺畅，就用火麻仁；如果瘀血严重、大便不通，则用桃仁。

通经破瘀。桃仁可以通调月经，使瘀血消去。

治疗阑尾炎、肠痈，我们就用桃仁、薏苡仁、败酱草。

血瘕堪尝。体内有瘀血可以用桃红四物汤。

我们都知道产后第一方是生化汤。在中国，所有妇人生完孩子以后，要喝两三剂生化汤，排出子宫内的瘀血。生化汤里的组成是归芎桃草酒炮姜，其中就有桃仁配当归。

如果妇人停经后狂躁，或者有些人跌打伤以后蓄血发狂，可用下瘀血汤。方中大黄、桃仁、土鳖虫，这三味药专治瘀血发狂，而且还治疗狗咬伤。

桃仁的功用非常多，它和山药或者粳米一起煮粥，专治老年人气逆咳喘。

胸闷痞塞。桃仁和杏仁一起煮粥，可以止咳平喘，润肠通便。有个五仁丸，内含桃仁、郁李仁、松子仁、柏子仁，专治老年人大便干涩。

到了冬天，皮肤干燥症很多。上车村有一位老人就得了皮肤干燥症，晚上浑身瘙痒，皮肤干裂。

我告诉他,用山药煮粥,加点桃仁,吃了以后皮肤滋润,不再瘙痒。

田地干枯,人的血脉就干涸。

润肠的药有很多好处,我们以后再详细讲解。

好!今天就分享到这里,更多精彩在明天。

第30课 莪术、姜黄、郁金、金银花

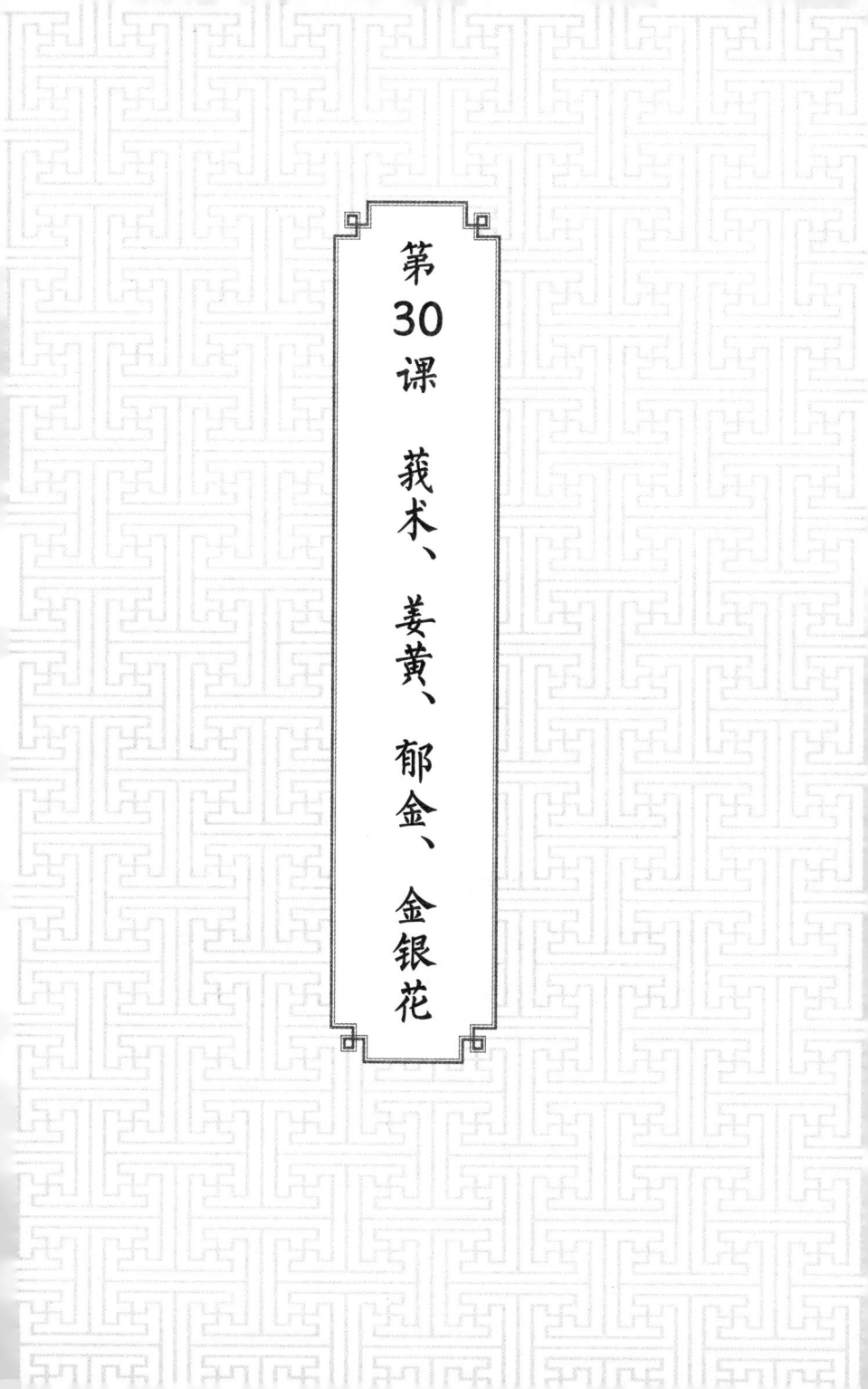

莪术温苦，善破痃癖，止痛消瘀，通经最宜。
姜黄味辛，消痈破血，心腹结痛，下气最捷。
郁金味苦，破血行气，血淋溺血，郁结能舒。
金银花甘，疗痈无对，未成则散，已成则溃。

12月4日

晴

湖心亭公园

好！《药性歌括四百味》，今天讲哪四味药？

我昨天在上车村遇到一位患者，他说走路的时候膝关节疼痛，我见他面色发白，是明显的气虚。我告诉他，要养足精神再去锻炼，否则反而伤身体。

这就好像搁浅的船，强行拉它走，船底就可能被石头碰穿。人的气血不足，不要强行锻炼，要养精蓄锐。

大王看完庖丁解牛，惊叹其技可进乎道，佩服不已。庖丁这一把刀用了十九年，游刃而有余，锋利无比。

大王问：你怎么能做到的？是不是你的刀天生就比别人好，是天外玄铁。

庖丁说：刀是普通的刀，但会像水一样绕过

石头，不做无谓的磨损。所以我的刀用了很多年，越用越锋利。

我领悟到，人或者物能够耐受耐久，不一定先天资质有多好，更大原因是他后天避免无谓的消耗。

与人较劲是消耗，与人拧巴是消耗，怨天尤人是消耗，与人打架更是消耗。这些无谓的消耗都会让身体和精神的耐用度变得不堪一击。不是身体不耐用，而是你不会用。

莪术温苦。莪术性苦温，专门行气、散瘀血。

善破痃癖。莪术善于破除积聚不化的食积、瘀血结块。治疗子宫肌瘤常会用到三棱、莪术配桂枝茯苓丸。

曾有一位患盆腔积液的患者，我们也用三棱、莪术、小茴香，半个月就痊愈了。

止痛消瘀。莪术是很好的止痛药。如过食撑痛，生气肝胆痛，思而郁结四肢痛，都可以用莪术丸。莪术丸里有三棱、莪术、香附、谷芽、丁香和荜澄茄。这六味药专门消食化积，疏肝理气。

通经最宜。莪术通调经水是最好的,可以用于妇人血瘀经闭。三棱、莪术常配在一起应用,被称为破血消坚的要药。

张锡纯非常赞赏三棱、莪术这两味药,常与补气药联用,可以缓解补气药的淤堵。

广州有位阿叔牙痛不舒服,他一看我给他开了黄芪、党参,便说不要,说他以前一吃就上火牙痛。我说:你一派虚相,上火不是药的问题,而是经脉瘀堵。我给他用三棱、莪术加到黄芪、党参中,既止气虚牙痛,还疏通经络。

他吃完后奇怪,这次怎么吃补药不上火了?我告诉他,秘诀就在于用了一些行气破气药,不仅进补不上火,还能为你所用。

黄芪、党参让身体气血满壮,三棱、莪术让气血对流到各个经脉,它们是很好的药对。我们以后会讲到《药对论》,这都是最经典的应用,"一补一泻,一通一养"。

如果要发挥三棱、莪术的祛瘀止痛效果,一定要用醋制,祛瘀止痛的效果更好。

我们刘屋桥遍地都是沙土沙石，在没有这些钢筋水泥凝固之下，沙石成不了人皆仰望的高楼大厦。我发现，每个人都有长处、优势。润雅会写，金宝能记录，婉婷可以画画。这些都是你们的优点和长处。

但是我告诉你，学得百艺加身，更要有骨气和毅力。这百艺加身就像一大堆沙石，还没法到达人皆敬仰的高度。

最厉害的画家绝不只是把画画好，还要有骨气。人不可无傲骨，不可有傲气，这个很重要。我们到田里干活，看你们勇不勇猛，就知道是不是傲骨铮铮。

姜黄味辛，消痈破血。辛能行，凡是辛味药善于行走。例如你闻到辛辣味，气就顺了。

姜黄消痈破血，可治疗血凝气聚、痈疮瘀滞，其中它最擅长的部位是胸胁和背部。

有些老人说，我年轻时挑重担，肩都压坏了，晚上睡觉背痛得不得了，怎么办？我说太简单了，四君子使脾主肌肉功能加强，然后再配姜黄、小伸筋草疏松，海桐皮祛风湿，这几味药加进去，背痛立刻好。

所以常见的一些劳伤背痛，就是这个作为基本方。

心腹结痛。心腹痛也可以用姜黄，其中痛经用姜黄配川芎、当归效果好。

跌打伤，如腹部被拳头打到或被脚踢到，就用姜黄泡酒外擦。姜黄和桃仁、乳香、没药泡成的药酒外擦，可以活血祛瘀。

下气最捷。捷是快捷，姜黄能够促进气滞瘀血下行。

舒筋汤的治疗效果非常好。羌活、姜黄、海桐皮能祛风，加当归、芍药补血，还要加白术、甘草补气。这七味药专治风湿肩臂疼痛，肩周炎，颈肩痛，属于风寒湿、气滞血瘀型。

如果配合颈三药进去，基本上通治人体上半身肩颈痛，这就是舒筋汤，可以让你的筋骨变得柔和的一个方子。

皮肤瘙痒表示局部有气血瘀阻，也可以用姜

黄配合荆芥、防风、蝉蜕、大黄，止风痒。

珍仔围的一位阿叔因风痒难耐，早晨吹到风也会瘙痒，一搔抓浑身上下痒。我问他：痒多久了？他说：已经有一年多了。

凡是痒痛持久难愈者，要加健脾胃的药。所以用四君子加荆芥、防风、姜黄、蝉蜕，吃了十多天痒痛基本上消失了。

我们再看，自行车没有油，骑久了磨损就更大。人气血不足，他运动起来磨损就会严重。所以，气血不够的时候要微动，不能大动。气血足够才可以大开大阖大动。

郁金也是广东十大名药，又可以称为广郁金。看郁金的名字就能知道，它是郁闷者的金子。

一个人眉头紧皱，我就会用郁金给他疏解眉头。因为眉间管的是人体的心胸，眉间宽大的人心胸开阔，眉间狭窄的人，心量就容易变得狭小。眉间紧皱，皱久了还容易患心脏病。

别人照镜看容貌，我照镜看眉头。没有好的容貌不要紧，但是没有好的心情就会影响身心健康。

《增广贤文》讲了很多为人处世的道理,"入门休问枯荣事,观看容颜便得知"。

你进了别人家的门,不需要去问家里发生了好事还是坏事,看他的眉头就能知道。如果眉头会笑,那肯定最近气运很好。如果眉头皱,你就不要再问了,安安静静离开。

我认为,一个人身体好不好,首先要看眉间,容易皱眉的身体就容易缺气。为什么呢?

营盘村有一位老叔的关节痛,眉头皱得紧紧地,四条悬针纹。我用补中益气汤再加郁金、木香,十剂药下去剩下一条悬针纹。

他问:这个药怎么还能治疗眉间皱呢?

我告诉他:皮球跟轮胎没气的时候怎么样?

他说:没气就皱了。

皮球和轮胎没气了就皱皱巴巴,一旦气补足了,一点皱纹都没有。

所以人脸上长皱纹,额间眉头有悬针纹都是因为气虚。特别是四五十岁,气越虚眉皱得越厉害。就像树老皮肤就皱,人老皮肤也会干皱。

郁金味苦。苦能降浊。一个人火气大，可以吃点苦的，拿点莲子心泡茶，失眠就好了。如果火气大口苦，就吃点苦笋或者苦瓜，也会好。所以说，吃苦当吃补。

破血行气。郁金可以破掉血瘀气滞，如治疗胆囊炎、胆结石，我们常用郁金、香附和木香，这三味药可以疏通肝胆道。

我上次遇到一位胆囊炎严重的患者，口苦咽干，胁胀透到肩背都痛。这种程度的疼痛，除了用四逆散加郁金、木香、香附外，还要再加延胡索、川楝子。吃完以后就不痛了。

可见，胆囊炎并不是局部炎症严重，而是气血不通。

有些人久坐后屁股发热，但是你站起来一走就不发热了，气血一流通，热就消散。所以人上火，就是身体在提醒你要多去走动。看这些大自然的物象，我们就能领悟到养生的奥秘。

郁金能破血行气，治疗血淋溺血。

突然鼻出血可以用栀子和郁金，如果长期出

血渗血，就要用归脾丸。

尿血、尿道结石，就用郁金配车前子、白茅根，效果很好。

妇人月经期生气，经水从鼻子溢出，就叫倒经。这时直接用牛膝、郁金两味药，各20~30克，专治妇人倒经。如果身体还有热相，可酌加生地黄、牡丹皮、赤芍。我遇到过三例倒经的患者，都是用这个方法治好的。

血热妄行，晚上睡不好觉，可以用栀子、淡豆豉两味药，再加牛膝、郁金、益母草，让经水往下顺，鼻子就不出血了。

这就好像放田水，水都已经溢出田，快把庄稼泡坏了。你这时拼命修堤坝也没有用，要赶紧到下游疏通，堤坝没事了，水也不会溢出来。

郁金治疗肝炎、胆结石效果也非常好。我们经常会碰到胆囊壁毛糙、口苦又咽干的患者，可以用郁金配金钱草、海金沙、鸡内金、金铃子。

这几味药又叫五金，结合在一起，专治胆道急性痉挛痛。

肝胆经环绕乳房，所以妇人经期乳房胀痛，可以用宣郁通经汤。既可以宣通胸胁，又能通调经，针对经期或生气后乳房胀痛难耐，或乳腺增生，一剂药下去病去大半。

方中柴胡、香附、郁金疏肝理气；当归、白芍、牡丹皮活血化瘀；黄芩、栀子、甘草清热解毒。再配合白芥子，气锐善破结，所以可以治疗乳腺增生、结节。

如果患者心中经常纠结，不分性别，也可用宣郁通经汤，取其疏肝解郁之效。中医治病，不外乎就是调你的升降、寒热、阴阳。

另外，冠心病心慌胸闷、心胸痹痛者，我们可用丹参配郁金，效果非常好。郁金疏肝解郁，丹参活血化瘀，肝胆没有瘀滞，疼痛就会消失。

我们接着往下讲。那天我有一个打火机掉到水里再捞起来，使劲打，打不着。我想，一定是打火机进水了，打不着。就好比人平时的一行一举，不能夹带私心。

我这一年来义诊，送红包的人太多了，但是

一个都不能收。牛奶掺了水就变味儿，蔬菜残留农药吃了就要伤身体。

人真正做义举之事，就不能有私心，才能额头亮堂、精神饱满。此外要坚持。你只要能做到这两点，成就是迟早的事，而且是大成就，不是一般的小成就。

当年，莲池大师访辩融长老，一大群读书人也去拜访，他们问长老，如何修学？怎样才能成为人中豪杰？大家以为长老一定是口出惊人，拿笔准备记录。

长老却说，你们不要被名利欺骗。那些读书人不屑一顾，这句话谁都会讲，然后扬长而去。莲池大师听完后，却像从头到脚被电一样，被震慑住了。

他想，是啊，修来修去不就是要把名利心放淡，放下吗？从此，凡与名利相关的他都放下，不断放下，最后成为祖师。

考验你的不是医技，也不是体力，而是你有没有真正放下。

下一味药是金银花。金银花味甘，在众多清热解毒药里又不是很苦，带点甘甜甘香的花类药。

金银花又能疏肝解郁，一味药同时能清热解毒，又能疏肝解郁的，这样的药不多。

肝气郁结、胸闷口苦，又口腔溃疡，属于肝郁化火者，金银花30克煮水，一次就好。

有些人牙龈疼痛，如果选择清热解毒的苦寒药可能会胃痛，吃金银花就不会，它比较平和。花类药带有一股轻灵之气。它味甘还有补益作用，清热解毒兼补益。

疗痈无对。无对的意思就是没有对手，金银花在治疗疮痈肿毒方面是效果最好的，无药能及。

广西有一位患者，背部长了碗大的疮。医生建议马上动手术，但他想尝试中医药。我让他用120克金银花煮水一次喝完。喝完第一天，本来硬紧的疮变松了，喝到第三天疮就平了，喝到十天的时候，气血对流，恢复正常。

他高兴地跳起来说，这几十块钱的金银花，让他少挨了几十刀，少花了几千块。所以，疗痈没有药是金银花的对手。

金银花在疮痈初起脓未化的时候可以化脓；已经成脓的，可以使脓脱出，尽快恢复。

青年学生熬夜后满脸都是痤疮，可以建议他平时用金银花泡茶，泡浓一点，喝完过后早点休息，停止熬夜，不用多久就好了。

上次有位患者从湖南过来特意找我们治痤疮，我告诉他服用完常规药，用金银花泡茶。他吃完四五剂药，血毒去掉一大部分，再用金银花泡茶和运动出汗，保持饮食清淡，满脸的痘疮消得干干净净。

他说：曾老师你可以做美容了。我说：不单美容，跌打损伤各方面我们都可以做。

但是人不管从事哪种行业，最后的巅峰都在教育。你做美容，搞跌打的，还有做艺术的，最后都要回归到教育上面去。所以我们要做中医教育，而不是一般的中医技艺。技艺和教育，好像相似，却相差十万八千里。

未成则散，已成则溃。疮痈肿毒未成，金银

花可以散掉，已经长成的可以帮助恢复。不管身体哪个部位的热毒疮痈，只要突出皮肤表面，金银花配合甘草，水和酒各一半煎服，服下后就见效。酒、甘草用于调味，甘草还能解毒。

如果乳房疮痈，用金银花配蒲公英。如果肠痈，金银花配红藤、败酱草。如果痔，金银花配地榆、槐花。如果感冒初起喉咙痛，金银花、连翘、薄荷、荆芥。

我治疗过一例脚疮患者，三年多已经烂得陷下去，周围血肉刚开始一两年还是红色的，后来慢慢变白，要怎么办呢？这时能不能用金银花呢？能，但是金银花要配伍透脓散，黄芪、当归之类，补气解毒法。

他连吃了两个多月，肉长好了，两三年的病用两个多月就治好了。

如果你遇到面部顽疮、疔疮难退、剧痛难忍的患者，先判断其属于实证。用五味药一两次就能明显缓解疼痛，即金银花、蒲公英、紫花地丁、野菊花和紫背天葵，这叫五味消毒饮。

在五大医话上就讲到这个方子，用于毒火实证，如脾气大身体差的患者。因为疮痈原是火毒生，把火毒一降解，疮会好，脾气会小。

我们常遇到一些肝阳上亢的患者，脾气很大，都可以开五味消毒饮、四逆散。

金银花的藤到了冬天还是绿色的，故有忍冬藤之称，意喻能忍受冬天的寒冷。所以它专门祛夏天的热毒。治疗关节热痛红肿有一味金银花酒，用金银花和金银花藤泡酒，饮用后肿热就会消退。

所以，风湿热痹才用金银花，风湿冷痹则用偏温热的藤类药，如鸡血藤。

好！今天就分享到这里，更多精彩在明天。

第31课 漏芦、白蒺藜、白及、蛇床子

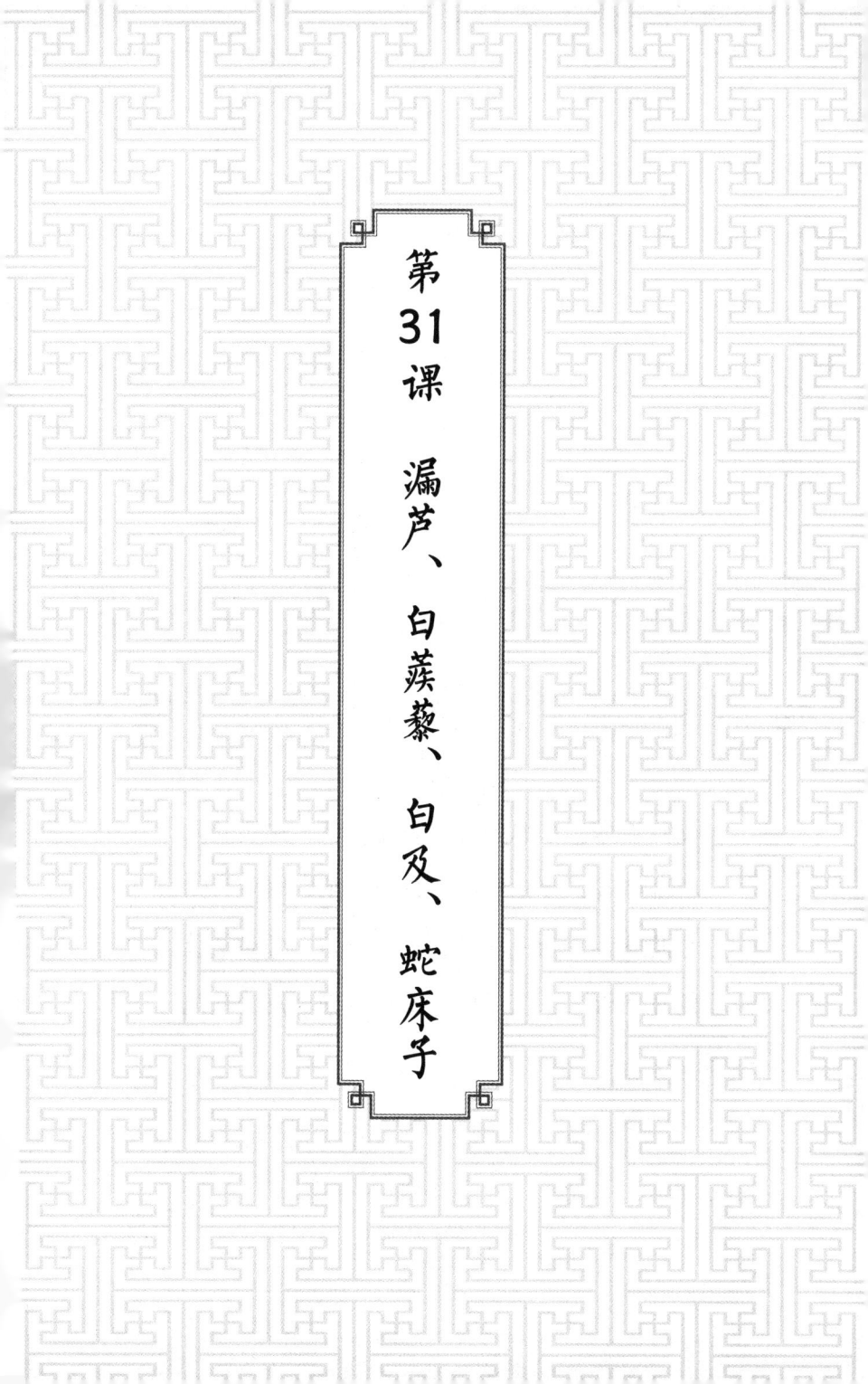

漏芦性寒，祛恶疮毒，补血排脓，生肌长肉。
蒺藜味苦，疗疮瘙痒，白癜头疮，翳除目朗。
白及味苦，功专收敛，肿毒疮疡，外科最善。
蛇床辛苦，下气温中，恶疮疥癞，逐瘀祛风。

12月5日

小雨

湖心亭公园

好!《药性歌括四百味》,今天讲哪四味?

昨天,广州来的朋友们干活很勇猛,婉婷和金宝就显得逊色一些。以前在山里,我们干起活来毫无杂念,上场好似火烧身。

以前的人练功夫或者干农活,越干精气神越足,就是因为他们勇猛又没有杂念。

有杂念,可以让一个壮汉变得瘦弱。没有杂念,可以让一个弱者变得强大!

老师的手偶尔被草或者镰刀割伤,还继续干活,这叫轻伤不下火线。这些小伤、小痛不算什么,不值得惧怕。

漏芦性寒,祛恶疮毒。漏芦可以祛除身体的恶疮,属于外科药。

漏芦捣烂，配合大黄、连翘就可以直接祛疮毒。

漏芦还能补血排脓，排出已成脓的包块。尤其是乳房红肿胀痛的乳痈，常与王不留行、蒲公英、浙贝母联用。

生肌长肉。疮痈排脓后期要补脾胃。中医认为脾主肌肉，所以要加入黄芪、党参补益脾胃。

如果疮痈后期流出的脓水变得越来越清稀，就说明可以补气了。如果脓水很黄、很红，要继续排脓。所以，中医治疮痈分为初期、中期、后期。

我碰到一例糖尿病足患者，初起时烂的地方红肿疼痛，他注射了大量抗生素，炎症虽然消下去，但是肿烂总不收口，为什么呢？因为大量抗生素伤了脾胃，脾主肌肉，疮口难以修复。

我说，给你换一个治疗思路，用参苓白术散。他吃了二三十剂，疮口终于收回去了。

所以，治疗糖尿病足可以用参苓白术散，配合收疮生肌的漏芦。

我发现田地里的荆棘树有个特点，不管是风吹雨打，它都狂生猛长。

普通的作物经不起摧折，但是风雨越厉害，荆棘树长得越茂盛。这就是荆棘的精神，敢于开拓进取。

所以，不要去抱怨那些恶劣的环境，要把它当作是一种历练。钝铁遇不到猛火就成不了金钢。

人资质驽钝并不可怕，不去历练才可怕。

我们有句话叫作，猛火才能出好钢。

我们平时干活，如果背不湿，脚不灵活，活就等于白干。要干到手脚发热，浑身上下很通透的感觉，精气神才能干出来。

就好像钻木取火，你只有持续不断地钻，勇猛精进地钻，那火才能燃起来。

同理，我现在讲《药性歌括四百味》，就要潜心钻研一百天。

白蒺藜性味辛苦，可疗疮止瘙痒，治疗眼目疮肿、身体瘙痒。

有一个白蒺藜散，白蒺藜配菊花、连翘、蔓荆子等，治疗目赤肿痛效果好。

白癜头疮。风热长疮，可用白蒺藜煮水清洗。

翳除目朗。白蒺藜可以消除翳障,治疗白内障,使眼目变得清朗。

治疗因喝酒或生气引起的目赤肿痛,用白蒺藜、木贼、蒲公英各30克,屡用屡效;本方也可用于开车、熬夜的眼部红肿胀痛。

有一位电焊工,他每次连续熬夜工作后,眼睛一周都恢复不过来,胀痛难受。

我说,你赚的是生病钱啊。

他听了以后,马上停止了熬夜,放慢了工作进度。

我让他用白蒺藜、木贼、蒲公英三味药各30克煮水。以后凡是因为电焊后眼睛疼痛,都可以如此治疗。

他感叹,这个药方实在太好了,认识一个医生朋友真是太值了。

除了目赤肿痛,治疗高血压引起的头晕、目珠胀痛,可用白蒺藜配菊花、钩藤,这三味药各20~30克煮水。其中,钩藤平肝,菊花、白蒺藜清热治疗目赤肿痛,屡试屡效。

肝郁不舒。白蒺藜还能疏肝理气，若乳房胀痛，乳汁不下，就可用单一味白蒺藜研成粉末热水冲服，通乳功效非常好。

气血不足者，可加黄芪、党参、当归；乳汁堵塞不通，可加王不留行、白蒺藜。

有一句药谚：王不留行、路路通，妇人服用乳长流。

你如果到外面旅游、听课或者做生意，可以到药店买几个路路通。这个名字不仅听起来很吉祥，而且顾名思义，它可以疏通经脉。

我治疗了一例胁肋胀满的口臭患者，用四逆散加路路通、王不留行，效果很好。

他说，以前吃了很多药，都没有这个药有效。

通则不臭，臭乃不通也。王不留行、路路通可以疏通身体，清洁管道。这比单纯用除臭药有效，疏通经络就是在除臭。

上次润雅的银行卡被盗，丢了一千多块钱。

我劝她说，你看龙江水库，五经富人的母亲河，下游有水电站，上游经常放水。

有时候放水放得多,水库好像快干了。可水坝一拦起来,两三天后水库又蓄满了。

这水和财一样,一个人若有贤能,就像龙江水的堤坝,财去水位就低,堤坝拦住水又慢慢收回,收放自如。

所以丢钱财不可怕,怕的就是贤能不够,自己的能力增长不够快。

所以有贤而无钱只是暂时的,像水库放水,终将汹涌。无贤而有钱,能力不够却有金钱,如断线风筝,再难飞空。

白及味苦,功专收敛。

有一个犯人被打得肺烂吐脓血。草医让他赶紧去买白及,吃完肺又修复如常。

有一个大盗连续被官府抓了很多次又越狱逃跑。他每次被打得呕血烂肺,就悄悄地服用白及粉。

他最后一次被抓住后严刑拷打,处以死刑,无法再逃脱。

他临死之前说出了这个方子,也算是对后世人有所帮助。

严重者还可以用白及加三七。我们治疗胃溃疡也会加点白及修复伤口,使溃疡面收敛得更好。

胃出血咳伤或者酗酒伤胃,咳痰带血,都可以用白及研粉,糯米汤送服。

为什么要用糯米?糯米黏黏的,可以让白及粉末黏附在伤口上。

如果胃疼痛,胃痛散的效果很好。如胃痛像针扎一样,就用白及和三七2:1研成粉,服后痛止,有活血化瘀、收疮敛肌的功效。

如果咳痰带血,就用白及配合白茅根、藕节、枇杷叶,可以收敛止血。

有一个最厉害的泛酸散,可治疗饱食后胃胀泛酸,即白及和海螵蛸研粉。

如果是肌肉溃烂出脓水,久不收口,单用白及研粉,敷在疮口上,可促进收敛。

如果痈脓还未溃烂,就用白及粉配皂角刺,融入仙方活命饮,可以促进破疮。

如果孩子受外伤出血,可以用石膏粉加白及粉混合,敷在伤口上,可促进生肌,而且不容易留下瘢痕。

有些人到秋冬天手脚皲裂，把白及粉加亚麻子油调匀做成软膏，敷在手脚皲裂处，可以促进裂口愈合，还可以治疗肛裂。

所以上文讲，肿毒疮疡，外科最善，白及最善治疗外科刀疮出血，伤痛。

好！我们继续看。你知道为什么以前寺庙里大和尚住的房子叫方丈室吗？

虽然是一寺之住持，但是住的房子很小，所以叫方丈室。

眼内有尘乾坤窄，胸中无物方丈宽！

意思是说，眼内如果有尘埃，乾坤也会变狭窄。若你不与人计较，即使一方丈的地方都觉得太宽阔了。如果你事事与人计较，给你再大的空间也觉得不够。

所以，现代人拼命地在外面造房子，却没有拓宽自己的心房。

没有拓宽心房、心量狭小，乳腺增生，胆管结石，疾病通通来占位。

苏东坡讲，没有一样药物可以比拓宽心量对身体更好。

蛇床辛苦，下气温中。蛇床子苦辛带温，能够暖肾、杀虫。

妇人宫冷不孕、手脚寒或者男子阳痿，用蛇床子、五味子、菟丝子三味药研成粉后做成蜜丸，就叫三子暖宫丸，又叫三子丸。

我们要把田地里的土壤翻得很深，连续晒十天再打散种庄稼，那根才能很快种下去。

如果土翻得不深，根种的浅，没有深耕，庄稼就长不起来，因为深层土是冷的。

土晒热了以后，植物的种子得到坤土的温暖，像春暖花开，万物生长，而秋冬寒凉，万物肃杀。

以子补子，诸子皆降。

恶疮疥癞。身体长恶疮，用蛇床子、艾叶、苦参。

我治疗过一例腿上长恶疮的患者，就用上述三味药各80～100克，煮成浓浓的汤后不断冲洗。

洗完顺着脾胃经按摩，洗一次疮痛痊愈大半，洗到七八次以后就完全好了。

逐瘀祛风。身体有瘀滞或风痒，如男子阴囊潮湿、妇人阴痒，就用蛇床子30克加白矾6~10克煎汤熏洗，是很好的外用药。

蛇床子还可以杀虫止痒，如妇人带下量多、阴道炎，我们用完带汤加蛇床子、艾叶、苦参，改善下焦环境。

所谓无湿不生虫，蛇床子温中除湿，苦寒又能够解毒。

我们再讲一点点，那天有学生问到，老师你属于哪一学派，哪家最好？

我们中国人为什么叫龙的传人？其实每个人身上都有优点，鹿有角，鱼有鳞，麒麟有爪，蛇身体柔软，把每种动物的优点集于一身就是龙。

所以如果一个人擅长把别人的优点集中到自己身上，他就是真龙的传人。

看到别人的优点就嫉妒、羡慕、恨或者排斥，这不是真龙的传人；真龙的传人看到别人有优点，不甘落后，而且迎头赶上，努力具备他人的优点。

我们学各家学说也一样，"才有是非，纷然失心"。烦恼起于爱憎，爱憎起于分别。

我觉得，各家学说就像河流、溪水一样，有分歧不是争吵的理由，它是要汇成大海的小山沟、小溪流。

你们也要有这个气魄，都能为自己所用。

一个领导度量大、能容人，不会看不起别人。就像大海，上游的河流、溪水汇集于此，它拥有所有的优点。

所以你们学医一方面要学药性和技能，一方面要修德行和心量。

两方面同时并进，才不会走火入魔，才不会学得烦恼。

如果你在我们的练医堂学习，越学烦恼越重，我建议你要调整方向。

好！今天就分享到这里，更多精彩在明天。

第32课 天麻、白附子、全蝎、蝉蜕

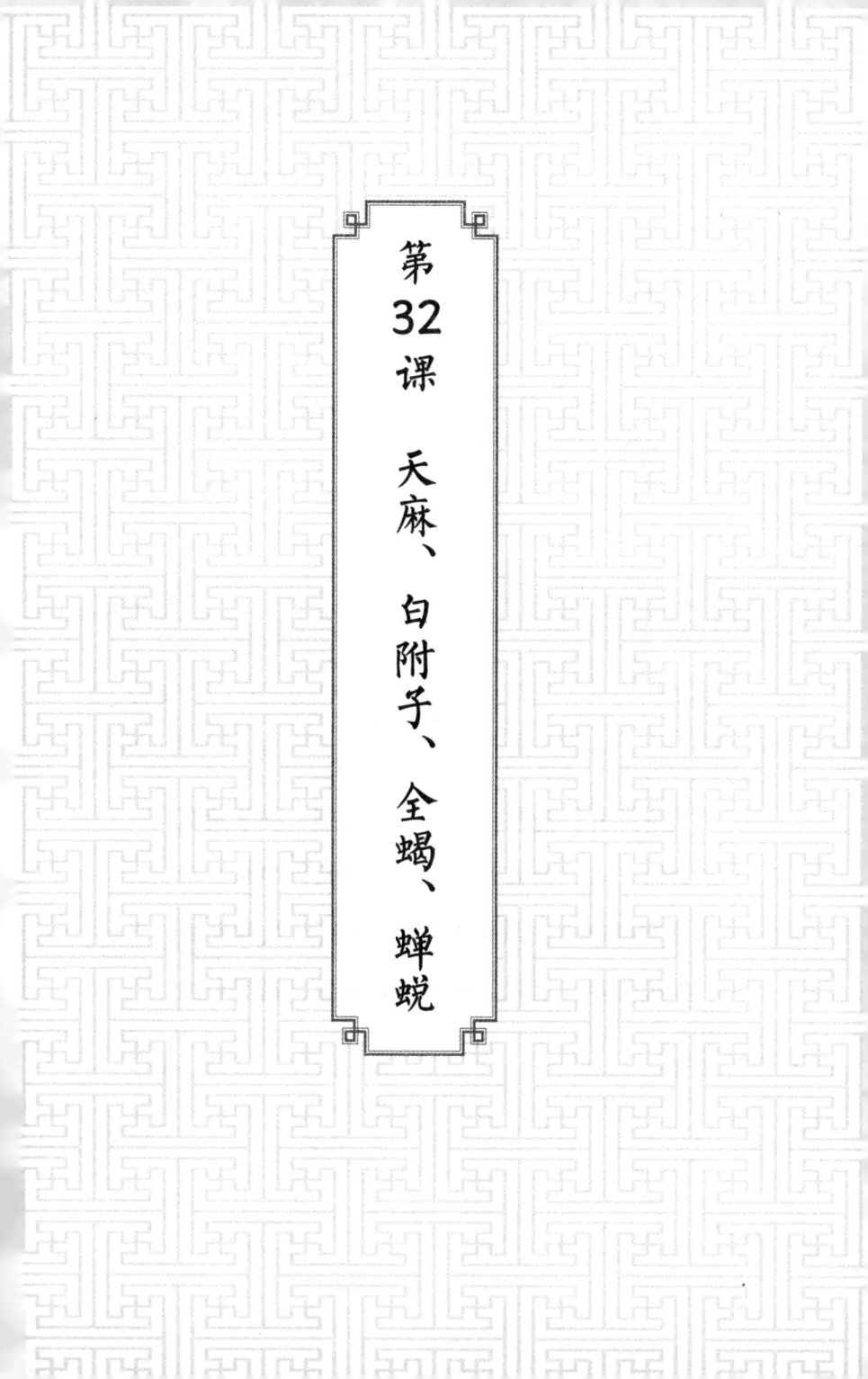

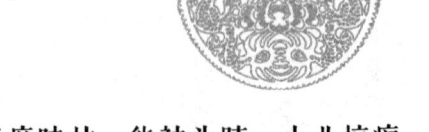

天麻味甘，能祛头眩，小儿惊痫，拘挛瘫痪。
白附辛温，治面百病，血痹风疮，中风痰症。
全蝎味辛，祛风痰毒，口眼㖞斜，风痫发搐。
蝉蜕甘寒，消风定惊，杀疳除热，退翳侵睛。

12月6日

雾

湖心亭公园

准备好没有？《药性歌括四百味》，今天讲哪四味？

那天我们去爬虎山，虎山脚下的那些大街小巷九转十八弯，穿来走去，好像迷宫一样。

当你一爬上虎山，整个五经富尽收眼底，一目了然，条条街巷一览无余。

可见，迷是因为你站得不够高，站得高一分，便清晰一分。

与其抱怨道路错综复杂，还不如自己站高一点。

今天要讲的这味药天麻，看看你能不能站到天顶上去看世界。

天麻味甘，能祛头晕，它是补益药，甘甜益力生肌肉，对于中老年人体虚头晕效果非常好。

一位来自四川的患者头晕多年，每两三天就发作一次，很难受。他问有什么好方子。

我让他用天麻研粉服。他连服半个月，之后几年都没有头晕过。

天麻能定风治眩晕，在古代又叫定风草，无风自动，有风能定住。

有一个阿婆头晕目眩，有次把剩下的不到500克补药拿来煲汤，喝完头晕目眩消失了。阿婆当时不知道，用来煲汤的就是天麻。

可见，重用天麻三五十克，甚至用到一两百克，可以治疗严重头晕目眩。

如果症状不严重，可以研粉每日少量调服，更节约。

我治疗过多例高血压头晕目眩患者，其中一例印象深刻。患者因高血压头晕，走着路突然倒在地上失去知觉，醒来后测量收缩压180毫米汞柱。他当天晚上就进山来找我。

我给他开了天麻钩藤饮加大黄、车前子。大黄通肠，车前子利膀胱，胱肠通畅则压力下降。

也就是说，对于这类急性的高血压或失眠，可先让患者大肠和膀胱排空，这叫通则松。

患者服药两剂后再测量血压，收缩压降到140毫米汞柱，走路平稳头不晕，到现在再没有摔倒过。

治疗类似肝阳上亢、肝风内动的患者，天麻钩藤饮效果非常好。用于老年人，还可以酌加补肾药。

小儿惊痫。小孩受惊，惊痫抽动。

怪病癫痫。怪病多由痰作祟。

我在中医学院跟着儿科老师抄方的时候，他说现代治疗小儿癫痫要治痰。

我问为什么。老师说，现代人营养过剩，饮食消化不了就会变成痰浊。痰浊一旦被风或气鼓动就会带到心脑，引起抽动。

小儿惊痫抽动，口中吐痰泡，化痰是治疗的第一要义。

他治疗的一例癫痫患儿，每隔两三天发作一次。由于孩子舌苔比较厚，舌尖还带点红，开的是半夏白术天麻汤加竹沥,就是复方竹沥口服液。

半个月后患儿来复诊,患儿的母亲说这半个月只发作了一次,治疗到后期,基本没怎么发作过。

所以怪病要治痰,而半夏白术天麻汤就是治疗风痰作祟、抽动、癫痫的良方。

拘挛瘫痪。还有一些患者拘挛,手足麻痹、中风以后瘫痪在床不能行动,这时我们就会用到天麻配合一些活血祛风或补气的药。

如果中风后患者体虚,头晕目眩,手足不利,用补阳还五汤加天麻还可以迅速缓解体虚眩晕的症状。

有一位中风患者,他一站起来就头晕目眩,必须躺下,可他服用补阳还五汤加天麻后就痊愈了。

还有一位患者刚来的时候一瘸一拐,必须靠人搀扶。

我劝他,你中风了也要多锻炼。他不明白,认为自己已经半瘫半废了,走都要人扶,还怎么锻炼?

我说,只要你眼睛能动,手指能动,就能锻炼。

你看霍金卧躺在床上，只有一个指头能动他也没放弃。

你左侧偏瘫，就锻炼右手，产生的任何热量都能传递给左手，用右手温暖左手。

有一位阿叔中风偏瘫后没法走路，四处求医，病情半年多也没有起色。

他后来找到余师说，你这里再看不好，我就不准备活了。

阿叔毕竟才四五十岁，无法承受病痛。

老师说，好！你要有这个霸气，就用来锻炼身体。

老师让他每天用拐棍绑着砖头走路，先绑半个，再增加到一个、两个、三个……

阿叔的健侧越来越有力，不能动的患侧也跟着有所好转。

如果一个班级里成绩好的学生越来越多，就可以带动学习不好的学生，这叫先富带后富。

阿叔完全康复后平安回到家，到现在还能种药赚钱。

所以中风偏瘫并不是不能完全康复。不怕病气大，就怕毅力差，要有勇气和疾病抗争到底！

好，我们接着再看。

南方经常会遭遇台风。台风一来，有些人就担心，要不要祈求上天少刮台风。

我认为，与其提心吊胆乞求上天不刮台风，倒不如加固自己的房子。

所以，祈求不生病，倒不如练出强壮身体，你就不会去畏惧病邪。

白附辛温。白附子性味辛温。

治面百病。它治疗面部偏瘫的各种病，还可以美容，让皮肤亮白，所以叫"白"附子。

白附子治疗面上的斑点还只是普通的功效，它最厉害的是治疗面瘫。

以前有些船员疲倦后就躺在甲板上休息，不知不觉睡着了，风一吹就面瘫。

这时可用玉真散，白附子、全蝎和僵蚕三味药研粉，可用酒送服。血气一通，口眼㖞斜即可纠正。所以，一定注意疲劳的时候不要受风。

血痹风疮。什么叫血痹？血痹是肌肉麻木不通，血气不行，所以局部痹冷。这时，我们常用到一个治血痹的奇方。

有一个工人，他右脚麻木如巴掌大。

我说这就是血痹，用黄芪桂枝五物汤，即黄芪配合桂枝汤，再加鸡血藤、白附子，疏通经络血脉祛除痹阻。

他服药十多天，巴掌大的麻木感变成鸡蛋大，再吃十多天，连鸡蛋大的麻木感都消除了。

如果感觉大腿麻木，使劲地敲打都没感觉，就用这个方子，屡用屡效。

特别是养尊处优的人，平时不爱运动，易罹患本病。

白附子有解毒散疮之功，所以可治疗各类疮肿，包括蛇虫咬伤，可将白附子捣烂敷在局部。

一般治毒蛇咬伤的药都可以治顽固的皮肤病和疮痒。

有一位顽固癣疾疮痒的患者，我给他用季德胜蛇药片，可治皮肤血毒。

结果他吃完一盒药，瘙痒癣症消去一半，又服了两盒就痊愈了。

可见，治蛇虫咬伤的外科药常可以治疗皮肤瘙痒之肿痛，这叫变法。

中风痰症。中风痰涎涌动，或者破伤风，痰浊塞阻，用玉真散效果好。

好，我们再接着看。

那天我在农场干活，刚好田主贤叔来了。

他说，你早上讲课、义诊还写文章，下午在田里干活，别把自己累坏了。

我跟他说，如果开心地做这件事情，那叫锻炼，不开心就叫劳损。

现在很多人运动，我说那不是运动而是劳损。爬山的时候却瘪着嘴，嘴一瘪就代表经络亏气，越运动筋骨越痛，主要在于没有开心地运动。

那次记者问我，曾老师，你觉得最开心的事是什么？

我列出一大堆最开心的事，早上起来义诊，义诊完写文章，写完文章后还要讲课，下午习劳。

你只要能把生活中的每一件事情开开心心地去做，你就是个真正的成功人士。

不单是成在事业，也成在身体。不开心，干什么都觉得没劲；一开心，力量就像泉水涌出来一样。

小孩子活蹦乱跳，一整天也不喊累，而大人做不喜欢的事情，三分钟就累了。

不是你身体弱，而是心灵郁闷、不开心，出现危机，叫心灵危机。

所以我告诉贤叔，开心做事就是补，郁闷做事才叫累。

郁闷坐一小时就把身体伤了，开心坐一整天都不伤。

全蝎味辛。蝎子是辛散的。

祛风痰毒。严重的风痰导致口眼㖞斜，我才考虑用全蝎。

动物药的通络功能很好，治疗风湿痹阻，络脉不通。

我们可以用大黄之类疏通肠管，但是细小的

管道要用虫类药，如全蝎、地龙、蜈蚣。

有些人肠通腑畅，但是肌肉麻痹。大的水渠通畅，到田地里的小沟不通，就不能引水耕种。

有一位肩背部一直麻木的患者，因为牙痛来就诊，余老师也给他用了全蝎。结果他不仅牙不痛了，肩背僵硬疼痛的症状也好了。所以，全蝎是疏通脉络非常好的一味动物药。

口眼㖞斜。中风偏瘫，眼歪口斜，局部偏头痛严重。

余老师说乌梢蛇、全蝎这些虫类药加到活血化瘀药或者补气药里，效果会倍增。

有些人因为紧张性头痛来找我，我也没有选择虫类药，为什么呢？他们是由于生活节奏紧张引起的，即使治好头痛，不改变生活节奏，还是会复发。

风痫发搐。癫痫甚至手足抽搐、抽动。

有一个五虎追风散专治破伤风严重或者风痫抽搐，五种专祛痰湿的药，像老虎一样可以把风痰逼出体外。

单味全蝎研粉还可以治疗疱疮；或用酒送服炒焦的全蝎粉，可治疗瘰疬包块；它还能治疗诸痛痒疮肿毒。

余师曾经治疗一例面部生疮不愈的患者，让他吃油炸全蝎，半年以后痊愈了，他说多亏有这么好的方子。

好！我们看最后一味药。

我讲的很多知识虽然很好，但只是冷馒头。如果不去消化，不去实践，冷馒头、冷面、冷米还没熟，吃了会拉肚子，学了也没有用。

学习完再去实践，就等于把馒头加热，把米面煮熟。

所以道理都是好道理，经过自己的炼化，才能化为行动的动力。

听了叫好，不是真的好；学以致用的好，那才是真的好。

蝉蜕甘寒。蝉蜕就是知了脱的壳，性味甘寒。

消风定惊。小孩受风雨、风热感冒或者夜啼，可用蝉蜕治疗。

小孩夜啼，用蝉蜕煮水，喝一两次就好，因为它是空壳的、质轻，可以让心经热向外发散。

如果小孩浑身火热，叫得很响亮，用蝉蜕加点竹叶、冰糖，疏散风热的效果越好。

如果小孩叫两声又停很久，声音也小，很害怕，就加点补药。

有个惊风散，就是用单味蝉蜕研末后用黄酒送服，可治疗走夜路受惊等。

电厂有一位阿叔，他开车开得很快，差点儿滑下山坡，幸亏及时刹住。

阿叔经历了濒死之感，一连三天晚上惊恐不已。

我让他用黄酒送服蝉蜕粉，吃下去心就镇定了。

杀疳除热。小孩有疳积，又烦热不止，可以用蝉蜕消除疳积使烦热得解。

其中有一种热就叫肝热，严重者目生翳障。

退翳侵睛。蝉蜕可以退除眼睛的翳膜，配合白蒺藜、菊花，这三味药各10克煮水，专门治疗目眵、翳膜。

还有一种肝热严重引起的头痛，可用肝风散

治疗，不到五毛钱就可以治好。薄荷3克，蝉蜕3克，钩藤3克，剂量很小。

上次我亲自试效珍仔围的老阿叔，他说头痛，我先开四逆散，他说只好一点点，我就问他头痛什么时候发作？

他说，气一来或者风一吹就头痛。我一想，怕风怕气的是肝经不通。

我让他用上方治疗，水开后熄火盖盖儿，闷十分钟。

因为这些药都很轻微，不要让药气走掉。我让他要连带热气喝下去，头立刻就不痛了，所以这三味药又叫头风散。

为什么用这么小的剂量？因为治上焦如羽，非轻不举。

好！今天就分享到这里，更多精彩在明天。

第33课 僵蚕、蜈蚣、木鳖子、蜂房

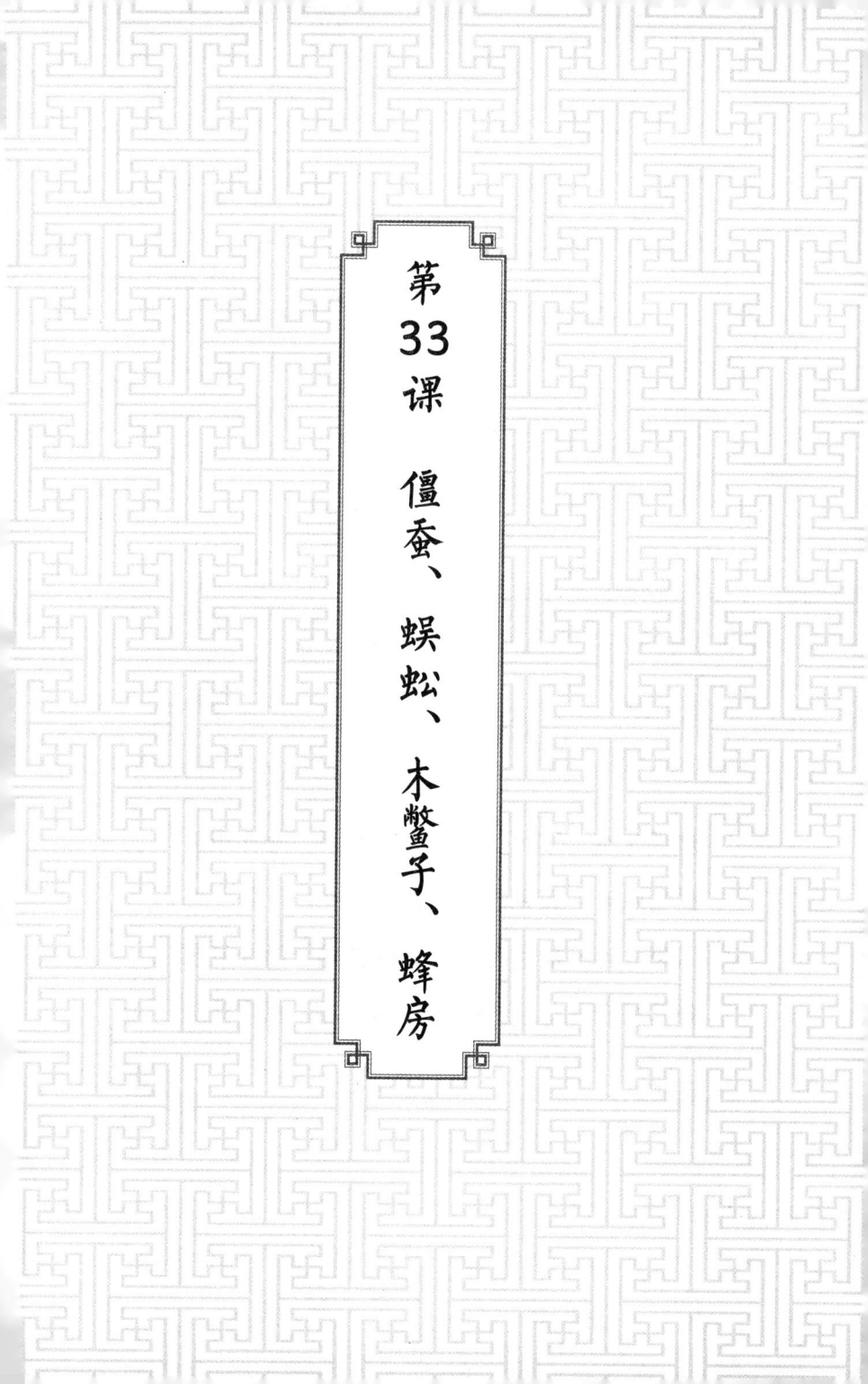

僵蚕味咸，诸风惊痫，湿痰喉痹，疮毒瘢痕。
蜈蚣味辛，蛇虺恶毒，镇惊止痉，堕胎逐瘀。
木鳖甘寒，能追疮毒，乳痈腰疼，消肿最速。
蜂房咸苦，惊痫瘛疭，牙疼肿毒，瘰疬乳痈。

12月7日
晴
湖心亭公园

准备好没有?《药性歌括四百味》,今天讲哪四味?

我们前两天开始割一亩地的杂草,杂草虽然高过人,但很快就割了一大片,为什么呢?

因为我们心无杂念,一到田野就开始劳作,到天黑都没停过。我想,这并不是我们体力有多好,而是心中的杂念渐渐少了。

有人问,曾老师,你早上起来看病、讲课、写作,还要进行这么重的体力活,是不是你天生体力好啊?

我说,并非天生体力好,只是跟患者不较劲而已,跟周围的人不较劲,不拧巴,你就会很强大!一较劲、一拧巴,很容易疲劳、疲惫。

庖丁的刀十九年锋利无比，没有磨损，为什么呢？不与人硬碰硬，一伤过后就很难修复。

《增广贤文》有句话，事来不与竞，事去心清凉。事情来了，不跟他较劲，事情过后你的心自然清凉。

僵蚕味咸。僵蚕辛咸，咸能软坚。咽喉有积聚痰核，可以用僵蚕。

我曾经治疗一例顽固的梅核气患者，用半夏厚朴汤、四逆散都没根治。

我就想到虫类药中的僵蚕、蝉蜕，蝉蜕取脱落之象，僵蚕咸能软坚。两味药加进去，咽喉阻结就消掉了。所以，疑难怪病难以治愈，有时可以尝试用虫类药攻坚。

诸风惊痫。各类惊风癫痫四肢抽动，这时要用古方千金散，有僵蚕、全蝎、天麻、冰片、牛黄等，专治小儿惊风抽搐。

湿痰喉痹。湿郁痰热化久，咽喉痹阻不通，肿痛难耐，这时就可以在解表方中加入僵蚕。

疮毒瘢痕。疮痛肿毒甚至瘢痕难退，可以考

虑用僵蚕，研成粉末外敷在皮肤上，可以消除疮瘢、豆瘢、瘢痕。

僵蚕咸能软坚，瘢痕附着在体表就像坚聚一样。如果皮肤疮痛作痒，瘙痒难耐，可在消风散里加入僵蚕，第二天即可见效。

可见僵蚕的除风热止痒之功很强，风盛则痒，它能祛风，故而止痒。

我们在一起的时候，不管是徒步还是干农活，有些人干不了多久就累得气喘，并不是他体弱，而是杂念多。

我们在冰面上溜冰的时候，溜冰鞋与冰面的摩擦力小，就滑得很快。

所以，一个人想要走得高远，要脱颖而出，就要与周遭和解。与街坊邻居、亲朋好友、老师、同修不起摩擦，所以这点很重要。

蜈蚣味辛。蜈蚣善于动，走窜速度快。它又是辛散的，能够定痛、止痛。

对于普通的风湿痹痛，直接用蜈蚣、甘草研粉制成丸，每次一两克就可以迅速止痛。

蛇虺恶毒，虺是毒蛇的意思，治疗毒蛇咬伤可服蜈蚣酒。

蛇王季德胜曾经试蛇被咬伤，使用常规的解毒药不治，整个人面色发黑，唇色发紫，岌岌可危。

他赶紧打电话问师兄，师兄让他迅速吞服活蜈蚣。他吃了两三条以后气色渐渐缓过来。吃到十条左右，救回来一条命。

可见蜈蚣可解蛇毒，治疗蛇虫咬伤。普通的蜂蜇、蚊叮疮伤、虫痒伤等，蜈蚣泡酒服用就好。

镇惊止痉。蜈蚣可以镇住惊慌，止住抽动。蜈蚣和全蝎研粉就是止痉散，可治疗抽动、中风或小儿惊风。

堕胎逐瘀。孕妇要远离虫类药，因为这类药逐瘀下血。因为蜈蚣走动快，可以祛除身体的瘤结、瘰疬、包块。

我和余师去拜访一位草医，他的脖子长了几粒包块导致吞咽不下。

医院说，恐怕时日不多。他回家将蜈蚣研粉混进新鲜鸡蛋蒸熟，连续吃了三个多月，咽部瘤结全部消掉。

他反复跟我讲,这是我死里逃生的方子,你要记住。今后遇到相似的瘤结,可以效仿。

蜈蚣的逐瘀之功非常强大,它既然能逐身体里的瘀滞,也能治疗皮肤表面的溃烂,用蜈蚣和茶研粉外敷,可促进瘰疬溃烂收口。

如果是治疗烧烫伤,用蜈蚣就大材小用。

治疗严重的恶疮有一个方子叫"不二散",蜈蚣、雄黄研粉外敷。雄黄治蛇毒,蜈蚣蚀恶疮,专治肿毒恶疮。"不二"的意思是治疗恶疮它是首选。

好,我们再接着看。

那天我从田里回来吃饭,手上还沾着泥,小伙子就说,哎!手上还有泥不干净。

我说,防手上的不干净,不如防嘴上的贪吃病。

手上有泥,吃进去不一定是坏事;但是嘴上没忌惮,吃东西不忌口,那才是坏事。

所以说,手上干净不如心里干净。

现代人因为卫生条件差导致身体差得越来越

少，但是因为贪心、贪婪导致身体得病的日渐增多。

我们发现，小孩活蹦乱跳，老人体力差，走路拖泥带水，其根源在于元气的盈亏。

年轻人元气足，像皮球充满气一样，一丢下去弹很久。中老年人元气不足，像气不足的皮球一样，丢下去弹不了两下就停住。

当你走路脚都抬不起来的时候，说明元气已经虚了。

那天我们碰到一位阿叔，走路拖泥带水，怎么办呢？

我给他直接"充气"，用补中益气汤再配合通经络的鸡血藤。很快他走路就"嗒嗒"有声了。

健康活力的来源就是元气。有的人不是病，而是元气虚。元气足百病除，元气虚百病欺。

木鳖甘寒。木鳖子甘寒，凡是寒凉药都能消肿，清热、解痛，故它能追疮毒。

木鳖子对于乳痈或疮痈肿毒，直接研粉熏洗或敷在患处，普通的疮毒就会消去。

乳痈腰疼。木鳖子的消肿速度快，可治疗乳

房结块、腰部疼痛，如急性扭挫伤等。

有一位阿叔腰部扭伤了，不知道怎么办？

我说，这是瘀血作怪，就用两样药，一样是木鳖子，一样是土鳖虫。两个"鳖"的活血效果非常好，研粉末适量服用即可。

木鳖子的破血作用强大，可以治疗痹症和瘫痪。阿叔服药第二天腰部就不痛了。

所以，跌仆损伤、骨折瘀血作痛就用木鳖子、土鳖虫、乳香、没药、骨碎补、自然铜，这几味药的常用组合就是跌伤散。

消肿最速。很少有药能与木鳖子的消肿速度相比。

好，我们再接着看。

那天二村五哥家里的泥墙歪了，别人都劝他装修。

他不听，拿了几根水泥柱勉强把墙撑起来。

房子将塌，不赶紧加固，装修再豪华，也荡然无存。人若身体垮了，不积极养生，即使名利双收，也是过眼云烟。

很多现代人上半辈子拼命赚钱，下半辈子拿钱来换命。平时不养生，老了养医生。

讲到房子，我们现在要讲蜜蜂的房子——蜂房。

蜂房味咸，咸能软坚。蜂房治疗牙痛的效果很好，单用蜂房或者加川椒、细辛煎水含漱，牙痛就能止住。

惊痫瘈疭。蜂房可治疗手脚筋脉抽动痉挛。很多中老年人天气冷后容易严重抽筋，甚至走路打结疼痛，手足抽痛。

我们遇到过一例手脚都抽筋很严重的患者。

我在芍药甘草汤的基础上加淫羊藿、小伸筋草、薏苡仁、牛膝、蜂房。方中重用蜂房，一剂药下去，患者就不抽筋了。

老师治疗抽筋十拿九稳的，碰到最顽固的病症我们还有"撒手锏"。

牙痛肿毒。牙齿疼痛严重，可以直接用蜂房，也可以配全蝎研粉擦牙，就是牙疼散，所谓"急则治其标"。

瘰疬乳痈。瘰疬就是颈部长一粒粒的结节，

乳痈就是乳房中的结块。

这时可用蜂房配消瘰丸（玄参、贝母、牡蛎），专治咽喉结块。

消瘰丸加四逆散和蜂房，可治疗咽喉吞吐不利。

如果瘙痒难耐，蜂房煎汁加玄明粉，外敷可以止痒。蜂房能祛风，风盛则痒。或者用蜂房、蝉蜕研粉以酒送服，也可以消风止痒。

老年人夜晚瘙痒难忍，一方面可煮山药粥健脾，平时用蜂房、蝉蜕研粉以酒送服，则发汗后痒止。这是非常好的方子。

好！今天就分享到这里，更多精彩在明天！

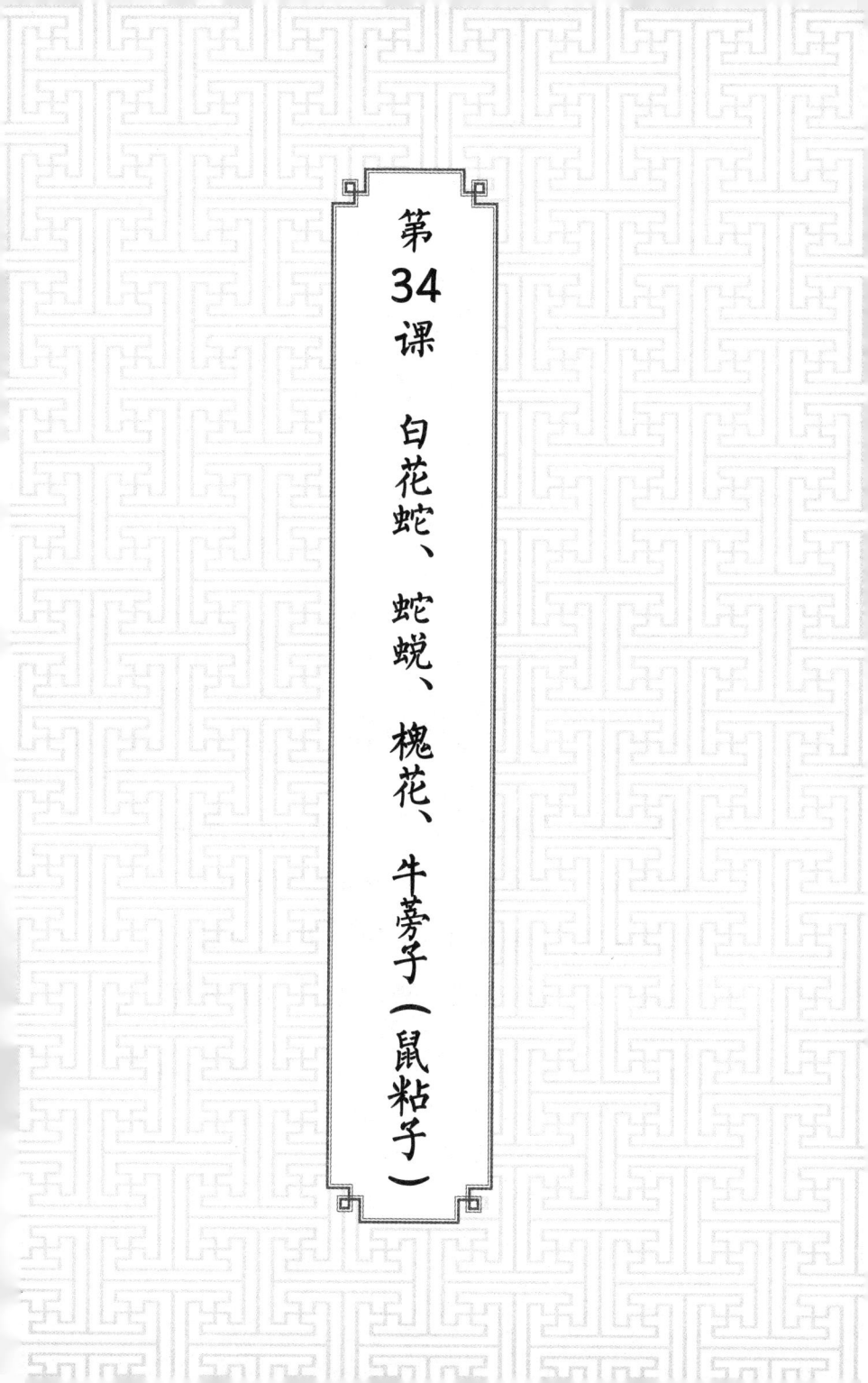

第34课 白花蛇、蛇蜕、槐花、牛蒡子(鼠粘子)

花蛇温毒，瘫痪㖞斜，大风疥癞，诸毒称佳。

蛇蜕咸平，能除翳膜，肠痔蛊毒，惊痫搐搦。

槐花味苦，痔漏肠风，大肠热痢，更杀蛔虫。

鼠粘子辛，能除疮毒，瘾疹风热，咽疼可逐。

12月8日

晴

湖心亭公园

准备好没有?《药性歌括四百味》,今天讲哪四味?

昨天,我在和润雅一起干活的时候说,其实老师能帮你的很少,真正要靠你自己的很多。

师傅领进门,修行靠个人。

我们小时候,老师教的字并不是很多,但是他教会我们查字典,我们通过字典学会的字更多。

所以说,任何老师都只是你生命中暂时的老师。唯有好学的心才是终身的老师。

我们今天先看白花蛇。

花蛇温毒。白花蛇是虫类药,蛇虫的特点是善走窜。这是和植物的区别。

素食者比较平静,肉食者容易躁动。

瘫痪歪斜中风后偏瘫、口眼㖞斜，可在辨证方中加白花蛇，能够疏通经络管道。

我们五经富镇逢年过节，十字路口、三岔路口就堵车，一堵车交通就瘫痪。

人也一样。大脑、心脏周围的血脉一堵塞，气血过不去手脚就动不了。

上次我遇到一位患者，他手发麻，拿筷子都会抖。

我说，你要赶紧治疗以防中风。半年以后他真的中风了。这叫风信，风来报信，他已经开始抖、开始麻了。

就如同看到车过不去，一会就要大堵车，如果不立刻疏导，交通拥堵会更严重，可能会堵上几千米。

白花蛇善走窜，可以疏通经络管道。

有些患者问，有什么办法可以让经络血脉通畅，以后可以不用经常服药。我建议他用白花蛇泡酒，白花蛇酒是治疗风湿痹痛、瘫痪不通的著名药酒方。

大风疥癞。大风指小儿惊风抽搐，疥癞即顽固的皮肤瘙痒癣疾，白花蛇能够祛风止痒。

治疗一些顽固的皮肤病，用蛇虫药可以收到强烈的活血化瘀止痒的效果。

因为治风先治血，血行风自灭。

有一例顽癣患者，从头长到脚。我用消风散加白花蛇疏通经脉祛风，蛇蜕、蝉蜕配合使用治疗顽癣效果很好。

整个人好像脱了一层皮，久病多瘀，可见白花蛇有化瘀的作用。

李可老先生有一个乌蛇荣皮汤，应用这些蛇虫药可以让皮肤变得光泽，前提是疏通脉道。

诸毒称佳。白花蛇有毒，但能以毒攻毒。

白花蛇、乌梢蛇、蜈蚣等研成粉用温酒送服，可以治疗皮肤毒痒、小儿惊风。也可以治疗瘫痪、手足麻痹、颈项强直、风湿痹痛等，这就是定命散。

定命散一般治疗破伤风或者惊风抽搐，治疗普通的抽筋易如拾芥。

蛇没有脚，但可以游走得很快。人有手有脚，也可以爬得很高。

那天我们烧草木灰，第二天就下起了雨，结果烧灰都被雨泡了。我当时就在想：

"昨日烧好草灰，今朝下雨白费，

勤快未必就好，不懂时机瞎忙。"

第一要懂时机，第二要懂得防，否则会成前功尽弃。

蛇蜕咸平，能除翳膜。蛇褪下来的皮肤也是药，而且是大药。如蛇蜕、蝉蜕专门退眼部翳膜。

肠痔蛊毒。各类肠腹中虫毒，都可以用蛇蜕驱除。

惊痫搐搦。癫痫惊风、皮肤顽疾可以用到蛇蜕。严重的咽喉肿毒也可以用蛇蜕，取"病邪脱落"之象。

有一个蛇蜕膏，用蛇蜕烧灰后调鸡蛋清外敷患处，专治各种疮痈肿毒。

现在很多人都喜欢参加各种充电补习班，眼睛都往外面看，很少为身体的健康充电加油。

他们看似赢在起跑线，可是没有健康的身体

最终会输在终点。

身体不是人生的部分，而是人生的全部。没有好的身体作为后盾和载体，其他方面很难发展长远。

为何老师要求你们要进入加强训练而不是普通训练，因为普通训练好似隔靴搔痒。训练和读书学习一样，也要不断地进阶。

那天看到之前的一位患者在踢金刚腿，我就很高兴。

你们来到这里，先要练就的是士气。

对于修炼的人，疾病不过是通关的关口，一路过关斩将。如果把自己当成患者，那疾病就是拦路虎。

不同的思维方式会导致不同的结果。我们要做追求强壮的人，而不是简简单单避免疾病的人。

槐花味苦。味苦燥湿。

槐花、仙鹤草一类药都可以治疗痔出血、下血、肛瘘等。

痔漏肠风。我们治疗痔出血严重者，通常用

乙字汤配合地榆、槐花，效果非常好。特别是急性期患者，屡试屡效。

上次，丹叔的痔出血很厉害，不爱吃青菜，大便硬结。

我劝他多吃青菜，保证大便通畅；配合乙字汤加地榆、槐花、仙鹤草，才服用一剂药就止血了。

大肠热痢。肛门灼热、大便带血属于热痢，可以用槐花。如果肛门没有明显灼热，就不要轻易用。

更杀蛔虫。槐花还可以除腹中虫积。

现代研究显示，槐花有明显的降压作用。有实验证实，头晕目眩的高血压患者用槐花泡茶饮用，可以降肝火。如果症状严重，还可以加菊花、夏枯草。

用槐花和蒲黄研粉塞鼻，可治疗鼻出血。

有人来到农场后，建议我在这里盖几栋房子，然后再雕梁画栋，多漂亮。

我就笑着跟他说，我现在的理念是四海为家，四处为家，树木喜欢被雕梁画栋，还是喜欢在深山里快乐的生长呢？

所以人的天性就是喜欢自然环境，而不是豪华的宫殿。

陶渊明讲，久在樊笼里，复得返自然。

我们坚持保持农场的自然，自然的就是最美的。

人法地，地法天。天法道，道法自然。

鼠粘子就是牛蒡子。牛蒡子辛苦，辛能散，苦能泻。

牛蒡子治疗咽喉肿痛的效果非常好。

我治疗过一位卖茶叶的阿姨，她的儿子从学校回来后咽喉肿痛，吃不下饭。

我立刻给他开了牛蒡子汤，专治外感风热，咽喉肿痛。他当天下午服用了一次，晚上咽喉就不痛了，见效很快。

急性咽喉肿痛、扁桃体炎就用牛蒡子汤，效果显著。

能除疮毒。身体疮毒发热、扁桃体炎、咽喉肿、乳痈或者丹毒，都可用牛蒡子。

瘾疹风热。现在很多城市人整天待在空调房

里不出汗，皮肤瘙痒后长出大片荨麻疹，又叫风团疹。

搔抓到哪里，疹子就起在哪里。如果是风热型荨麻疹致遍身瘙痒，如同蚊子、跳蚤叮咬一样难受。

竹叶柳蒡汤既能治疗麻疹初起透发不畅，也可以治疗肌表为风热所闭的皮肤瘙痒难耐。

咽疼可逐。咽喉疼痛严重者，可以用牛蒡子治疗。

好！今天就分享到这里，更多精彩在明天。

第35课 茵陈、红花、蔓荆子、马兜铃

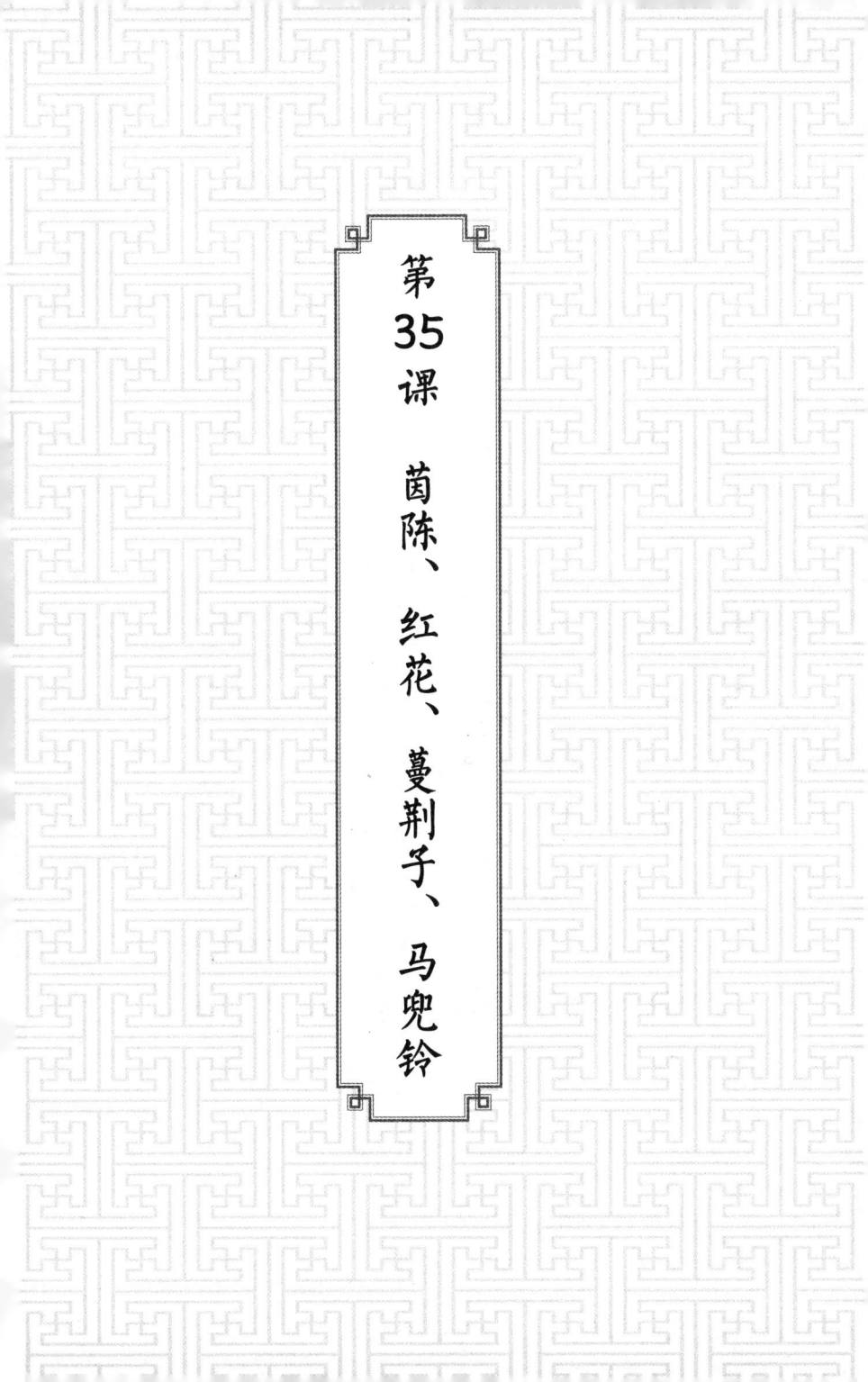

茵陈味苦，退疸除黄，泻湿利水，清热为凉。
红花辛温，最消瘀热，多则通经，少则养血。
蔓荆子苦，头疼能医，拘挛湿痹，泪眼堪除。
兜铃苦寒，能熏痔漏，定喘消痰，肺热久嗽。

12 月 9 日

　　　　晴

湖心亭公园

　　准备好没有？《药性歌括四百味》，今天讲哪四味？

　　一位癌症患者心惊胆战，医生说，你恐怕要用月来计算生命了。

　　他听后话都讲不出来。本来很开朗的一个人，一旦面临生死吓得脚直抖，他问我怎么办？

　　我说，癌症本身并不是最可怕的，但是你恐惧了，这才是最可怕的。

　　我们说，人必须有耕牛精神，老虎威风不能无。老虎是百兽之王，我们也要有虎威，努力吓退恶病。

　　我不拒绝治疗癌症患者，但是首先要让他们树立信心和增加勇气。

　　我让患者尽管按时服药，积极锻炼，他第二

次来说咳血变得很少,第三次来已经不咳血了,人也开朗起来,不那么焦虑。

所以面对恶病,首先不能丧失自信,丧失自信是最大的恶病。

茵陈味苦。茵陈味苦微寒,可清火消炎热。它专清肝胆火。

退疸除黄。如治疗新生儿黄疸,有"茵栀黄注射液",方中有茵陈、栀子、大黄,也是著名的茵陈蒿汤。

我们在坡头圩义诊的时候,有从惠州来的患者,他的手、脸黄了大半年,始终退不掉。

他这是脾不健运,用四逆散、四君子加茵陈、栀子,都用到30克。三剂药下去,他高兴地回来说手和脸上的黄已经退掉七七八八。

我体会到,退黄要疏肝、要健脾,因为脾色为黄。肝郁也会变得萎黄,所以肝炎患者晚期面色萎黄,黯淡无光。

本次治疗中,四逆散疏肝,四君子健脾,再用茵陈和栀子清肝利尿退黄。

泻湿利水。茵陈可以疏泄体内的水湿。如身体湿热重会爆疮，流出的脓水是黄色的就可用茵陈治疗。

茵陈、黄柏煎水饮用，剩下的部分清洗疮口；或者用单味茵陈煎汤洗疮口，能很快治愈。这是只有一味茵陈的退疮方，能泻湿利水。

清热为凉。茵陈的清热效果非常好。肝胆火热的表现是口苦、咽干、目眩，如饮酒或者熬夜后口苦眼花。

这时，可用茵陈二三十克泡茶，上午饮用下午见效。

上次我在珍仔围遇到一例口干苦口臭的患者，我问他熬夜吗？他点头。我又问在外面应酬吗？他点头。

我再问，不熬夜、晚上不吃肉做得到吗？他犹豫了一下，我说做到了这两点一周内病就可以治好。

他先问我，你能治好我的病吗？

我反问，你能做到我说的两点吗？

我给他用小柴胡汤加茵陈、竹茹。竹茹治口臭,茵陈退口苦。他第一天服药,第二天就见效了,高兴得跳起来。

我说这是典型的少阳证,口苦咽干、眼花目眩,茵陈可清热除口干苦。

患者身体发黄有两种,一种是阳黄,一种阴黄。

阳黄是急迫的、黄色鲜明的,用茵陈蒿汤;阴黄如黄疸,是暗黄色,属虚寒,要用茵陈四逆散。

有句话叫,三月茵陈四月蒿,五月六月当柴烧。

也就是说,三月的茵陈才露出毛茸茸的芽尖,有效成本含量最高,一旦长高药性就发散了,只能当柴烧。

中医采药有句名言,当季是药过季是草。

我们现在挖的根薯、淮山药、牛大力,都是在冬天将全部精华藏于根茎。

枝叶宜盛夏,枝叶在盛夏时节最茂盛,而此时采收最佳。

大自然中有个现象,花朵在能量最足的时候才绽放。

人要开窍、开悟，首先必须气血足，能量充满。如果没有足够的精神气，哪里听得进好道理？

所以，你们在我这里训练，先把体能、体魄练足，大脑自动灵光。

为什么现在的年轻人得抑郁症的那么多？是因为体能、体魄差。

有一位抑郁症严重到要自杀的老总，在国内外找了很多医生都没有治好。最后他找到北京的郝万山老先生。

老先生跟他讲，让他加强体能训练。他一个人背着行囊重走长征路，还没走到一半，身体强壮了，抑郁症也痊愈了，不用再服药，再没有自杀的念头。

所以我想到，细胞为什么会凋亡？是因为能量不足，启动自我凋亡体质。

当一个人气不足的时候，他就会有轻生的念头。

所以养生养的就是胸中的一团气，养的是身体的能量。

那天有个肩部痹痛的患者，他吃了大量止痛

药也没治好。

我给他用黄芪桂枝五物汤加上桃仁、红花，两剂药后肩部就不痛了。

我在方中用了一大批补气药，因为五脏六腑、四肢经络在气血充满的时候会自动推陈出新。

万物在精气神饱满的时候会自动拔节，如向日葵昂首挺胸。

颈椎病、郁闷都是气不足，整个人好像塌下来，气一足人一挺拔，自然精神抖擞没有病痛。

红花辛温。红花辛散温通，可以活血化瘀。

最消瘀热。身体瘀热、瘀血，都可以用红花消瘀化热。

今天要给大家讲一个实用的药酒方，就是红花泡酒，可以日常治疗跌打损伤和风湿痹证。

红花泡酒擦洗关节，可使关节变得强壮有力。我研究过少林寺的秘方，基本上都有红花这味药。

少林寺的和尚平时练习金钟罩、铁布衫，可以把地板塌烂，凭什么？他们练功前用药酒疏通经络，练后恢复得很快。

所以说现代人家中可备一瓶药酒，方便劳作后疏通经络，可以在劳作前进行疏通，不仅可使力量增大一倍，而且避免受伤。

庵背村有一位患者过度劳作，每次干完一天活都要停一两天。

我让他用红花、党参、黄芪泡酒，每次干活前喝一小杯，干活后当晚再喝一小杯。

从此以后，他当天干活再累，第二天也能生龙活虎。

可见人的血脉疏通以后，身体康复得很快，红花就有这个功用。

有些妇人腹中有瘀血，表现为腹部像针扎一样痛，这叫瘀血作痛。

这时用单味红花和酒一起煎，可以治疗月经闭塞或者腹部瘀血刺痛，服用两三次就能见效。红花专逐瘀血，酒能助药势。

多则通经。重用红花即是破血通经的作用。

少则养血。少用红花一两克可以养血。就好像跑步，剧烈跑可通血脉，慢慢地小跑可补气血，所以运动也分补和泻。

红花还能治疗疮痈肿毒，常与连翘、蒲公英连用。

身体疮肿、包块疼痛者，可用红花活血，加连翘、蒲公英清热解毒。

红花活血，就像用扫帚扫除家里的一团垃圾，叫"疮乃气凝血滞，红花主之"。

桃仁、红花是黄金搭档。仁能降，花能升。桃仁、红花连用加入四物汤中就是桃红四物汤，专治妇人面生暗斑不退。

活血化瘀。有些人找我说最近运气不好，印堂发黑，脸色很暗，看起来没精神。

我就给她开桃红四物汤，血气一活，那额头上的黑暗色就去掉了，就光亮了。

如果运气不好，还可以加点活血药，配合早睡，面上晦气马上就没了。

我遇到一位患者，说最近开车就剐蹭，走路就踢到脚，做什么事情都不顺。

我让他用三七、红花、丹参研粉，每天服用

一小调羹，气血活跃后，做什么事情都不容易出问题。

那天，下起雨来电闪雷鸣，鸟不敢作声，周围只能听见滴滴答答的雨声。

人若有浩然正气则百病不侵。

有些人说，绝症、癌症很可怕。我说，都不可怕。他说，那是老虎啊，难道你不怕老虎吗？

我说，只讲老虎是可怕的，但是如果你是一群牛，就不怕老虎了，群牛团结起来就可以吓退老虎。

我看动物世界里，有一群牛过河，狮子想去招惹，却被群牛冲过去踩扁。

癌细胞只占一小部分，人身体的正常细胞占大部分。如果专心团结去做一件事情，整团细胞冲过去，癌细胞就像狮子被群牛踩扁一样。

所以说，癌症这些恶病最怕你分心，最怕你乱想。就像一群牛如果被孤立，会一个个被狮子吃掉，但如果团结在一起，一起冲过去，狮子、老虎只能让路。

人体有浩然之气，细胞团结一致，百病不侵！

蔓荆子苦。蔓荆子味苦带辛，能医头痛。

有一位中学生觉得眼前有蚊子飞来飞去，头痛、视物不清。我让他用蔓荆子30克煎水服用，第二天就好了。

可见，一味蔓荆子即可治疗头目不清爽。

拘挛湿痹。风湿痹痛症见手脚拘挛，可以用桂枝汤加蔓荆子治疗。

泪眼堪除。很多中老年人吹风后流泪，叫迎风流泪。有些老人他说以前烧柴被烟熏了也没事，我说年纪大气不足，像堤坝不牢固，水就会流到堤坝外。

人的气不足，泪水、口水、鼻水都收不住，这时可用补中益气汤加蔓荆子。

八十岁的老爷子在营盘村吃着饭的时候，鼻涕就掉到饭里。平时他坐着口水都会掉下来。

他奇怪，为什么想把口水含住，却还是掉下来。

我告诉他，气虚就像手没力气，拿一个枕头都可能掉下来。

我给他用补中益气汤加蔓荆子、杜仲几味补肾药。三剂药下去，老爷子的口水不再往下掉，吃饭也不再流鼻涕。吃完十剂药，他也不再流眼泪了。

可见，补中益气汤加蔓荆子是治疗老年人泪眼的良方。

还有一个治疗颈肩腰腿痛的方子，患者总觉得痛重，睡不醒，这是因为身体的湿气重。所以用羌活胜湿汤，方中有蔓荆子，服后可通畅筋脉、祛除湿邪。

我们再接着看。那天有学生问道，他说究竟是读经典好还是读各家学说好？

《伤寒论》一类是经典，是"太阳"，各家学说是"月亮""灯火""萤火之光"，怎能与日争辉。

我笑着说，不管是电灯、灯笼、蜡烛、萤火虫还是月光，都好。关键在于肯读，若不肯读，家中摆满经典也没有用，因为那只是书、只是纸；若你读了、学习了，只看各家学说也能成为一代大家。

有人说，各家学说不如经典高端。但是我想说，走夜路的时候，光亮微弱的蜡烛也能指明方向。

兜铃苦寒。马兜铃苦寒泻热，可以祛痰，咳痰的特点是黄腻。

取马兜铃60克、炙甘草30克研粉，每服两三克，可以清肺里的痰。

现在城市雾霾严重，空气质量差，可以坚持服用。

能熏痔漏。现代人十人九痔，因为整天坐在办公室的人特别多，又常吃煎炸烧烤，热邪从胃一直到肛门，容易生痔。可单用马兜铃煮水熏蒸，达到消肿止痛的目的。

定喘消痰。老年人痰喘严重，可以用马兜铃定喘消痰。

肺热久嗽。肺热盛，久咳不愈，可用补肺阿胶汤。方中有马兜铃、阿胶，治疗肺阴虚火旺，久咳久嗽。

好！今天就分享到这里，更多精彩在明天。

方药集锦

1. 风湿痹痛

小活络丹（天南星、制川乌、制草乌、地龙、乳香、没药）。

2. 气滞胃痛

颠倒木金丸（木香、郁金）。

3. 胃虚胀

香砂六君子汤（木香、砂仁、陈皮、制半夏、茯苓、白术、党参、炙甘草）。

4. 胃寒胀痛

沉香研粉，水冲服。

5. 乳房胀痛

木香顺气丸。

6. 寒呕

丁香、生姜。

7. 胃冷痛

附子理中丸（制附子、党参、炒白术、干姜、炙甘草），加丁香、砂仁。

8. 疮口不合

丁香研粉，外敷。

9. 胃寒肚痛

香砂六君子汤。

10. 妊娠呕吐

寒呕用砂仁、紫苏梗；热呕用芦根、紫苏叶。

11. 膩膈

砂仁研粉，水冲服。

12. 暖胃化痰

荜澄茄研粉，拌粥喝。

13. 肚冷痛

肉桂研粉，拌粥喝。

14. 冬天手足冷

六君子丸加肉桂。

15. 痛经经寒

温经汤（吴茱萸、麦冬、当归、芍药、川芎、人参、桂枝、阿胶、牡丹皮、生姜、甘草、半夏）。

16. 肾虚尿频

肾气丸（熟地黄、山药、山茱萸、泽泻、茯苓、牡丹皮、桂枝、附子）。

17. 肢节痛、风冷头痛

桂枝，泡酒饮用。

18. 遇风汗出

桂枝汤（桂枝、白芍、生姜、大枣、炙甘草），配玉屏风散（黄芪、防风、白术）。

19. 风湿关节痛

桂枝汤加威灵仙、鸡血藤。

20. 睾丸抽痛

导气汤（吴茱萸、木香、小茴香、川楝子）。

21. 肚腹寒痛

温经汤（吴茱萸、麦冬、当归、芍药、川芎、人参、桂枝、阿胶、牡丹皮、生姜、甘草、半夏）。

22. 反酸

左金丸（吴茱萸、黄连）。

23. 生气胃痛、头痛

四逆散（柴胡、白芍、枳壳、炙甘草），加吴茱萸、黄连、木香、郁金。

24. 干呕吐清水

单纯干呕，理中汤（干姜、人参、白术、炙甘草）；干呕伴头痛，吴茱萸汤（吴茱萸、生姜、大枣、人参）。

25. 头痛、心腹痛

姜枣水送服元胡止痛片。

26. 宽胸丸

延胡索、高良姜、檀香、细辛、冰片。

27. 急性胃痛

白粥送服金铃子散（延胡索、川楝子）。

28. 湿痹

山药薏苡仁粥。

29. 小腿湿胀

芍药、甘草、薏苡仁、牛膝。

30. 高血压、高血脂

煲山药、薏苡仁、玉米须汤。

31. 咳吐脓痰

千金苇茎汤（芦根、薏苡仁、冬瓜子、桃仁）和麻杏石甘汤（麻黄、杏仁、石膏、甘草）。

32. 肠痈腹痛

薏苡附子败酱散（薏苡仁、附子、败酱草）。

33. 胃寒脱肛

补中益气汤加肉豆蔻。

34. 胃撑胀

肉豆蔻研粉，水冲服。

35. 肾泻

四神丸（肉豆蔻、补骨脂、五味子、吴茱萸、大枣）。

36. 寒伤胃

草豆蔻研粉，拌粥喝。

37. 寒呕

肉豆蔻、草豆蔻、砂仁、丁香。

38. 增加胃肠动力

肉豆蔻、草豆蔻、砂仁、丁香、藿香、陈皮。

39. 久痢脱肛

诃子皮散（诃子、罂粟壳、干姜、橘皮）。

40. 失声

诃子汤（诃子、桔梗、甘草）。

41. 舌苔垢腻

达原饮（草果、槟榔、厚朴、黄芩、知母、芍药、甘草）。

42. 水土不服

平胃散（陈皮、甘草、苍术、厚朴）、草果。

43. 疟疾

青蒿绞汁服用。

44. 伤寒痰壅

常山、甘草煮水，加适量蜂蜜，促进痰水涌吐。

45. 水胀

常山涌吐痰水。

46. 胃痛（寒凝气滞）

良附丸（高良姜、香附）。

47. 吐冷食不消化

高良姜、砂仁、豆蔻仁、丁香。

48. 冬天手冷

理中汤加高良姜、砂仁。

49. 足疮

山楂、香附、川牛膝。

50. 疝气睾丸痛

五核丸（橘核、荔枝核、龙眼核、山楂核、川楝子）。

51. 开胃三药

木香、山楂、鸡矢藤。

52. 饮食积滞

枳实导滞丸（大黄、枳实、神曲、茯苓、黄芩、黄连、白术、泽泻）。

53. 重金属、农药中毒

神曲、麦芽、甘草。

54. 心腹胀、乳腺增生

麦芽茶100克，煮水饮。

55. 回乳、断乳、催乳素微腺瘤

重用生麦芽、炒麦芽各60克，煮水饮。

56. 老人痰喘

三子养亲汤（紫苏子、莱菔子、白芥子）。

57. 肠燥便秘

紫苏子、麻子仁捣烂煮粥喝。

58. 脂肪瘤

二陈汤（陈皮、半夏、茯苓、甘草），加三子养亲汤，再配合丹参、石菖蒲、皂角刺。

59. 阴疮

阳和汤（熟地黄、鹿角胶、姜炭、肉桂、麻黄、白芥子、甘草），加黄芪、党参、枸杞子。

60. 心肺压力大

二陈汤、车前子、火麻仁。

61. 足部水肿

商陆煮水熏泡。

62. 水肿、二便不通

疏凿饮子（槟榔、大腹皮、茯苓皮、椒目、赤小豆、秦艽、羌活、泽泻、生姜）。

63. 瘰疬瘿瘤

海藻、僵蚕共研粉，白梅煎汤炼成丸。

或用海藻散坚丸（海藻、昆布、龙胆、小麦），专治瘰疬瘿瘤结块。

64. 咽喉部有结块

四逆散、消瘰丸（玄参、贝母、牡蛎），加海藻、昆布。

65. 小儿食积发热

黑白牵牛子粉炒熟，研粉筛后，每次3～5克，与白糖拌匀，加少量开水调匀，令患者嚼服。患者服药后出现腹泻，即不再继续服用。

66. 足、腹肿胀

外用：艾叶、生姜、花椒煮水，泡足熏洗；内服：牵牛子、小茴香粉。

67. 肺积水

葶苈子、大枣。

68. 腹水

防己、椒目、葶苈子、大黄。

69. 尿道炎

萹蓄、瞿麦、滑石。

70. 瘀血闭经

丹参、泽兰、益母草、萹蓄、瞿麦。

71. 湿热

八正散（车前子、瞿麦、扁蓄、滑石、山栀子仁、炙甘草、木通、大黄）。

72. 食滞肚痛

三棱煎（三棱、莪术、青皮、麦芽、神曲、半夏）。

73. 瘀血痛经

蒲黄、五灵脂。

74. 崩漏

炒五灵脂。

75. 子宫肌瘤

四逆散加桂枝茯苓丸【桂枝、茯苓、牡丹（去心）、桃仁（去皮尖，熬）、芍药各等分】。

76. 瘀血痛

黄粉3~5克，分为2次，用酒送服。

77. 口腔溃疡

蒲黄研细粉，敷于疮口。

78. 尿道涩痛

车前草、蒲黄。

79. 瘀血痛证

失笑散（蒲黄、五灵脂）。

80. 殴打伤

迅速服下童便。

外敷蒲黄、海螵蛸粉；内服蒲黄、三七粉。

81. 血热鼻衄

蒲黄、白茅根、栀子。

82. 脂肪肝

四逆散配合何首乌、金银花。

83. 跌仆伤

八厘散【苏木粉1钱，半两钱1钱，自然铜（醋淬7次）3钱，乳香3钱，没药3钱，血竭3钱，麝香1分，红花1钱，丁香5分，番木鳖（油炸，去毛）1钱】。

84.劳动瘀伤

丹参、三七、苏木、乳香、没药制成粉剂,温酒送服。

85.扭伤大便不通

桃仁20克,煮水饮。

86.阑尾炎

桃仁、薏苡仁、败酱草。

87.蓄血发狂

大黄、桃仁、土鳖虫。

88.盆腔积液

三棱、莪术、小茴香。

89.食、气滞疼痛

莪术丸(莪术、三棱、香附、槟榔、生牵牛子末、青木香、谷芽、青皮、荜澄茄、丁香、南木香)。

90.气虚牙痛

三棱、莪术、黄芪、党参。

91. 劳力背痛

四君子、姜黄、小伸筋草、海桐皮。

92. 痛经

姜黄、川芎、当归。

93. 跌打损伤

姜黄配桃仁、乳香、没药泡成的药酒外擦。

94. 肩颈僵硬

羌活、姜黄、海桐皮、白芍、当归、白术、甘草,泡酒饮。

95. 皮肤瘙痒

姜黄配合荆芥、防风、蝉蜕、大黄。

96. 风痒难耐

四君子加荆芥、防风、姜黄、蝉蜕。

97. 眉间皱

补中益气汤加郁金、木香。

98. 胆囊炎、胆结石

郁金、香附跟木香；严重者用四逆散加郁金、木香、香附、延胡索、川楝子。

99. 鼻衄

栀子配郁金。

100. 尿道结石、小便带血

郁金配车前子、白茅根。

101. 倒经

牛膝配郁金，热气重者加生地黄、牡丹皮、赤芍。

102. 肝炎口苦

郁金配金钱草、海金沙、鸡内金、金铃子。

103. 经期乳房胀痛

柴胡、香附、郁金、当归、白芍、牡丹皮、黄芩、栀子、甘草、白芥子。

104. 心胸痹痛

丹参、郁金。

105. 肝郁化火口腔溃疡

金银花30克，煮水饮。

106. 背疽

金银花120克，煮水饮。

107. 热毒疮

金银花、甘草。

108. 乳痈

金银花、蒲公英。

109. 肠痈

金银花、红藤、败酱草。

110. 痔

金银花、地榆、槐花。

111. 感冒咽痛

金银花、连翘、薄荷、荆芥。

112. 疮疡日久溃烂

金银花配透脓散（黄芪、穿山甲、川芎、当归、皂角刺）。

113. 热痛疮

五味消毒饮（金银花、蒲公英、紫花地丁、野菊花、紫背天葵）。

114. 关节红肿热痛

金银花、金银花藤，泡酒饮。

115. 恶疮

漏芦捣烂，配合大黄、连翘，祛疮毒。

116. 乳痈

漏芦、王不留行、蒲公英、浙贝母。

117. 目赤肿痛

白蒺藜散，即白蒺藜（炒）、蔓荆子、茺蔚子、苍术（米泔浸）、菊花、决明子、升麻、石决明、甘草。

118. 风热头疮

白蒺藜煮水外洗。

119. 生气目痛

白蒺藜、木贼、蒲公英各 30 克。

120. 头晕目痛

白蒺藜配菊花、钩藤各二三十克煮水。

121. 乳汁不下

白蒺藜研粉热水送服。

虚者，加黄芪、党参、当归；不通者，加王不留行、路路通。

122. 口臭胁痛

四逆散、路路通、王不留行。

123. 胃痛

白及、三七 2∶1 研粉。

124. 内伤出血

白及研成粉，用糯米汤送服。

125. 咳痰带血

白及配合白茅根、藕节、枇杷叶。

126. 反酸

白及、海螵蛸研粉。

127. 伤口溃烂

白及研粉外敷。

128. 痈肿未溃

仙方活命饮加白及粉配皂角刺,可破疮。

129. 外伤出血

白及、石膏研粉外敷。

130. 阳痿、宫冷

蛇床子、五味子、菟丝子。

131. 恶疮

蛇床子、艾叶、苦参。

132. 阴痒

蛇床子30克,加白矾6~10克,煎汤熏洗。

133. 带下量多

完带汤加蛇床子、艾叶、苦参。

134. 肝阳上亢头晕

天麻钩藤饮（天麻、钩藤、石决明、栀子、杜仲、桑寄生、川牛膝、黄芩、首乌藤、茯神、益母草），加大黄、车前子。

135. 癫痫

半夏白术天麻汤（半夏、白术、天麻、陈皮、茯苓、炙甘草、生姜、大枣、蔓荆子）。

136. 中风偏瘫

补阳还五汤（黄芪、桃仁、红花、川芎、当归尾、赤芍、地龙），加天麻。

137. 面瘫

白附子、全蝎、僵蚕研粉，用酒送服。

138. 血痹

黄芪桂枝五物汤（黄芪、桂枝、白芍、生姜、大枣），加白附子、鸡血藤。

139. 破伤风

五虎追风散（蝉蜕、天南星、天麻、全蝎、僵蚕）。

140. 惊风夜啼

单味蝉蜕研末，用黄酒送服。

141. 眼生翳膜

蝉蜕、白蒺藜、菊花。

142. 肝热头痛

薄荷3克，蝉蜕3克，钩藤3克。

143. 顽固梅核气

四逆散、半夏厚朴汤（半夏、厚朴、茯苓、生姜、紫苏叶），加僵蚕、蝉蜕。

144. 小儿惊风抽搐

千金散（僵蚕、全蝎、天麻、朱砂、冰片、牛黄、黄连、胆南星、甘草）。

145. 风湿痹痛

蜈蚣、甘草研粉。

146. 抽动症

蜈蚣、全蝎研粉,祛风止痉。

147. 咽部瘤结

蜈蚣研粉加入新鲜鸡蛋,蒸熟食用。

148. 瘰疬溃烂不收口

蜈蚣与茶研粉外敷,促进瘰疬溃烂收口。

149. 肿毒恶疮

雄黄治蛇毒,蜈蚣蚀恶疮,研粉外敷。

150. 骨折作痛

木鳖子、土鳖虫、乳香、没药、骨碎补、自然铜研粉外敷。

151. 虫牙痛

蜂房、川椒、细辛煎水口含漱。

152. 手脚抽筋

四逆散淫羊藿、小伸筋草、薏苡仁、牛膝、蜂房。

153. 瘰疬乳痈

四逆散、消瘰丸（玄参、贝母、牡蛎）、蜂房。

154. 瘙痒

蜂房煎汁加玄明粉外敷。

蜂房、蝉蜕研粉，温酒送服。

155. 顽癣

消风散（当归3克，生地黄3克，防风3克，蝉蜕3克，知母3克，苦参3克，亚麻子3克，荆芥3克，苍术3克，牛蒡子3克，石膏3克，甘草1.5克，木通1.5克），加白花蛇。

156. 破伤风、颈项强直

定命散（白花蛇、乌梢蛇、蜈蚣），温酒送服。

157. 疮痈肿毒

蛇蜕膏，用蛇蜕烧灰后调鸡蛋清，外敷患处。

158. 痔出血

乙字汤（柴胡、升麻、甘草、黄芩、大黄、当归），加地榆、槐花、仙鹤草。

159. 高血压

槐花、菊花、夏枯草。

160. 急性扁桃体炎

牛蒡子（二钱），玄参、升麻、桔梗、犀角、黄芩、木通、甘草（各一钱），水煎，食远服。

161. 风热瘙痒

竹叶牛蒡汤，即西河柳15克，荆芥穗3克，干葛4.5克，蝉蜕3克，薄荷3克，牛蒡子（炒，研）4.5克，知母（蜜炙）3克，玄参6克，甘草3克，麦冬（去心）9克，竹叶（30片）3克。

162. 小儿黄疸

茵栀黄注射液（茵陈、栀子、大黄）。

163. 小儿手面黄

四逆散、四君子、茵陈、栀子。

164. 口疮流黄水

茵陈、黄柏煮水内服、漱口。

165. 胆火口干苦

茵陈二三十克煮水喝。

166. 口苦口臭

小柴胡汤加茵陈、竹茹。

167. 身体发黄

阳黄，用茵陈蒿汤（茵陈、栀子、大黄）；阴黄，用茵陈四逆散。

168. 肩部痹痛

黄芪桂枝五物汤（黄芪、芍药、桂枝、生姜、大枣），加桃仁、红花。

169. 劳损

红花、党参、黄芪泡酒喝。

170. 瘀血作痛

单味红花泡酒。

171. 暗斑

桃红四物汤（桃仁、红花、川芎、当归、白芍、熟地黄）。

172. 头目不清爽

蔓荆子30克煎水喝。

173. 老人迎风流泪

补中益气汤（黄芪、白术、陈皮、升麻、柴胡、党参、炙甘草、当归），加蔓荆子、金沸草。

174. 老人流口水

补中益气汤，加蔓荆子、杜仲、芡实、金樱子、牛大力。

175. 咳黄稠痰

马兜铃60克，炙甘草30克，研粉，每次服2～3克。

精彩回顾

1. 在磨炼捶打中，也要保持一股浩然正气。

2. 轴动则轮行，轴滞则轮停。

3. 贪欲重，山里人的血液也浑浊；烦恼轻，城市人的气色也澄澈。

4. 贪少则山清，欲寡则水秀。

5. 钉尖能够迅速穿入木板，源于钉帽能够承受千锤万打。

6. 理胜欲则吉，欲胜理则凶。

7. 你只看到大德的成功，却没看到他们斩断万缘的苦修苦练。

8. 人品、人性没有上升到一定境界，药性就不能发挥得淋漓尽致。

9. 没办法让别人不误解，但有方法让自己更完美。

10. 有成就食戒"傲"，没成就时戒"懒"。

11. 没有什么才智高低，只有勤奋谦虚，才可以不断地上升。

12. 有成果当没成果看，才能不断攀登高峰。

13. 修行的第一功夫是要去除贪念。

14. 困难是打压弱者、帮助强者的。

15. 态度强硬，困难就变小；态度怯懦，困难就变大。

16. 万物生长靠供养，失去供养不生长。

17. 挖空心思做招牌，不如全副精力做产品。

18. 这时代最好的招牌就是人的嘴，又叫口碑。

19. 冷漠的人容易关节痛，热情的人、温暖的人，关节也会柔软。

20. 别人反复惹你、激你，你还能够不发火，那是最高境界。

21. 文章要凝练，能传千古；人的思维要简练，才能灿烂百年。

22. 经水温暖则通行无阻，经水凝固则痹痛百出。

23. 解郁则酸水自降，疏肝则胀满消除。

24. 心痛欲死，速觅元胡。

25. 耕牛耐力必须有，老虎威猛不可无，才可享万物之福。

26. 诸痉项强，皆属于湿。各类强直拘挛是有湿气在作怪。

27. 淡味入腑通筋骨，人的脏腑血脉浑浊用甘淡味药来"清洁"。

28. 学习像箭，身体像弓，弓不硬，箭就射不远！

29. 持续发展不只靠环境，更靠我们的人生、身体。

30. 劳动不是别人的需要，而是我们自己的需要；不是缺钱的需要，而是强身健体的需要。

31. 只要汗水淌，就会吃饭香。

32. 德行可以感召和吸引众人。

33. 陋室之中仍然能够弘最上乘法。

34. 有目标的人，所有苦都将变为乐。

35. 温热能够疏通，寒冷能够收引。

36. 气行寒湿化，气滞寒湿留。

37. 有智慧的人，藏在朴素的人群之中。

38. 傲慢只会引来灾难，谨慎才能获得福报。

39. 空车响声大，浮人多空话。

40. 舌苔是肠胃的晴雨表。

41. 苦不苦比比长征二万五，累不累想想以前老前辈。

42. 青山千年久，绿水朝夕逝。

43. 长寿与心静的关系密切，你看山在那里打坐，千年都没有动过。

44. 精神饱满去劳动的叫勤劳，勉强的叫劳累。

45. 做你喜欢做的事，精气神会像泉水源源不断。

46. 人体中焦脾胃暖起来,四旁都不会缺热量。

47. 十月生姜赛人参!

48. 上床萝卜下床姜。

49. 始终保持初来乍到的心态,新人的力量是最大的。

50. 若遇艰难困苦,不应起厌烦;若逢安乐静,不应起贪欲。

51. 当一个人没有目标的时候,小事很容易把他惹火,也很容易拖住脚步;当一个人有目标、有方向,才不会受别人影响。

52. 劳动体现的是一种魄力和勇气。

53. 发呆代表闲在那里,没处于勇猛状态。

54. 若要长生,肠中常清;若要不死,肠中无滓。

55. 血至清则无病,水至净则无鱼。

56. 肺气一降,肠气就通。

57. 岁寒,然后知松柏之后凋也。

58. 与世无争就节约了神,与人无争就节约了精。

59. 省几毛钱没什么了不起,不与人争是非、不较量才真是了不起!

60. 节约有在相上节约,也有在心上节约。心上节约就是精气神不内耗、不暗耗、不较劲、不拧巴。

61. 凡是人走路踢到脚，都是不谦虚的表现。

62. 所有伤到脚的，都是慌不择路，或者着急，或者火气在心脑。

63. 阳春布德泽，万物生光辉。

64. 宗师都有一个特点，他沉迷于所在的行业一辈子。

65. 书痴者文必工，技痴者术必良。

66. 猛烈的干劲不可少，持久的耐力不可无。

67. 没有一种改变可以让你轻轻松松，没痛没苦。

68. 不要忽视一件事物的微小，利用得好也可以发出无限的潜能。

69. 让胱肠痰水下行，则心肺压力减轻，这叫脏邪还腑。

70. 不为辛苦而放弃，而为达成目标而快乐。

71. 好睡觉的功夫比好枕头更重要。

72. 人微言轻的时候，要加强你的修学，加强你的锻炼，加强你的特训，而不是怨天尤人，这点很重要。

73. 面对疾病和苦难的时候，自信心显得尤为重要。

74. 勇气和自信在治病过程当中尤为关键，打不过但不能怕它，这个很重要。

75. 胎漏不骑车，气虚不跑步。

76. 体虚不打铁，身寒不游泳。

77. 凡是大饥、大渴、大疲劳，切莫大吃、大喝、大运动。

78. 清气上扬，浊气下降。水走膀胱，食走大肠。

79. 意悦不累，乐此不疲。

80. 生命不仅在于运动，更在于快乐的运动。

81. 喜欢运动叫锻炼，不喜欢叫劳累。

82. 刀不磨不亮，人不练不壮。

83. 不怕脑筋笨，就怕不勤奋。

84. 乱世要用猛将，盛世要用良相。

85. 天底下没有庸才，只有不会练才、用才之人。

86. 委屈窝囊的人，容易得脂肪肝。

87. 癌症只是假象，真实的原因是脾气降服不了。

88. 不怕没人赏识，就怕你没才华！

89. 养足精神才去锻炼，没养足精神去锻炼反伤身体。

90. 与人较劲是磨损，与人拧巴是磨损，抱怨人是磨损，与人打架更是磨损。

91. 即使学得百艺加身，可没有骨气和毅力，就无法到达人皆敬仰的高度。

92. 眉间体现的是人的心胸。眉间宽大的人，心胸开阔；眉间狭窄的人，心量狭小。

93. 眉间紧皱，皱久容易有心脏病。

94. 入门休问枯荣事，观看容颜便得知。

95. 中医不外乎调你的升降、寒热、阴阳。

96. 修来修去不就是要把名利心看淡，甚至放下吗？

97. 最后考验你的不是医技，也不是体力，而是你能不能做到真放下。

98. 不管哪个行业，最后的巅峰都在教育。

99. 疮痛原是火毒生，火毒祛，疮痛愈，脾气小。

100. 气顺，大病可以化小；气不顺，小病可以变大。

101. 干活要勇猛到无杂念，上场好似火烧身。

102. 有杂念，可以让一个壮汉变得瘦弱；没有杂念，可以让一个弱者变得强大！

103. 资质驽钝不可怕，不去训练最可怕。

104. 通则不臭，臭乃不通也。

105. 眼内有尘乾坤窄，胸中无物方丈宽！

106. 现代人拼命地在外面造房子，却没有拓宽我们的心房。

107. 一个人他擅长把别人的优点集到自己身上，他是真龙的传人。

108. 才有是非，纷然失心。

109. 烦恼起于爱憎，爱憎起于分别。

110. 学医一方面要学药性和技能，另一方面要修你的德行和心量。

111. 与其抱怨道路错综复杂，还不如自己站高一点。

112. 左边偏瘫锻炼右边，用右边产生的能量气血供给左边。

113. 不怕病气大，就怕毅力差。

114. 畏惧生病，不如练出强壮身体。

115. 你只要能开开心心去做生活中的每一件事，就是个真正的成功人士了。

116. 人一开心，力量就像泉水一样涌出来。

117. 不是你身体弱，而是你这个心灵的郁闷而出现危机，叫心灵危机。

118. 开心做事就是补，郁闷做事才叫累。

119. 郁闷坐一小时就把身体伤，开心坐一整天都不伤。

120. 学以致用得好，那才是真的好。

121. 治上焦如羽，非轻不举。

122. 并非天生体力好，只是患者不较劲。与周围的人不较劲、不拧巴，你就会很强大；一较劲拧巴，很容易疲劳和疲惫。

123. 不与别人硬碰硬，一硬碰硬就伤，一伤后很难修复。

124. 最好不与别人起摩擦。

125. 防手上的不干净，不如防嘴上的贪吃病。

126. 当你走路脚都抬不起来，觉得很沉重，说明元气已经虚了。

127. 元气足百病除，元气虚百病欺。

128. 素食者比较平静，肉食人容易暴躁。

129. 健康不行，就会输在终点。

130. 我们要做一个追求强壮的人，而不是简简单单避免疾病的人。

131. 癌症本身不可怕，恐惧的心最可怕。

132. 丧失自信是最大的恶病。

133. 竹茹治口臭，茵陈退口苦。

134. 根薯应入冬，枝叶宜盛夏。

135. 花朵在能量最足时绽放，人在能量饱满时开悟。

后　记

"清理胱肠，死保肺胃"。

这是愈病的心法口诀，把身体的浊水浊渣清干净，同时坚守正气，这叫扶正祛邪。

身体上的垃圾，我们可以通过药物来排出去。

心灵上的垃圾，我们可以通过释放来扫出去。

很多人常常压抑自己的情绪，不懂得如法地释放，导致心灵扭曲，情绪动荡，疾病缠身。

心灵上的垃圾，其实是时时都在释放的。

当你感到痛苦、烦恼、郁闷、生气种种情绪时，这便是在清理心灵垃圾。

我们只要守住本心，护住正念，让自己平静就可以了。

如果你抓住烦恼的垃圾不放，去批判它、攻击它、打压它，那么你的心就会被感染，垃圾被抓住，就得不到清理。

每次的释放，你都用这种对抗的方式，那么垃圾会被打包起来，存放越多，痛苦就会越深。

这便是为什么现代人心灵上越来越压抑、越来越痛苦的原因，这也导致身体上的病痛越来越难以疗愈。

健康养生，首先要懂得释放心灵的垃圾，不对抗，不打压，不排斥，不逃避，不拧巴。

始终保持平静、正念的生活，痛苦就会愈轻，智慧就会愈明，幸福自然不期而至。

《〈药性歌括四百味〉白话讲记③》已经完成，敬请期待下一部。